Dr A. MARÇAIS

HOMÉOPATHIE
COMPLEXE

THÉORIQUE ET PRATIQUE

QUATRIÈME ÉDITION

— Revue et augmentée —

PARIS

VIGOT FRÈRES, ÉDITEURS

23, Rue de l'École-de-Médecine, 23

1929

HOMÉOPATHIE
COMPLEXE

Dr A. MARÇAIS

HOMÉOPATHIE COMPLEXE

THÉORIQUE ET PRATIQUE

QUATRIÈME ÉDITION

— Revue et augmentée —

PARIS

VIGOT FRÈRES, ÉDITEURS

23, Rue de l'École-de-Médecine, 23

1929

HOMÉOPATHIE COMPLEXE

THÉORIQUE ET PRATIQUE

INTRODUCTION

Les circonstances font l'homme, dit le proverbe et malheur à celui qui ne sait pas saisir l'occasion favorable au moment où elle passe. Les tristes événements que nous traversons nous ont fait toucher du doigt notre dépendance étrangère dans tout ce qui touche à l'industrie, au commerce, aux sciences mêmes. L'Allemand filtrant peu à peu partout s'était emparé de nous et presque de nos biens. Ses désirs démesurés, son orgueil sans bornes, son ambition éhontée l'ont par bonheur obligé à précipiter les événements et nous ont poussés à la lutte non seulement sur les champs de bataille mais sur le champ plus étendu où demain il faudra combattre encore, le champ commercial. Parmi les branches de ce commerce futur une seule attire notre attention ; vous avez avec moi nommé la Pharmacie et particulièrement la Pharmacie homéopathique.

Depuis longtemps je désirais apporter certaines modifications et à la composition des produits existants, et à la dénomination de certains médicaments.

Nous ne devons pas oublier, en effet, que le meilleur moyen de faire des adeptes est de ne rien établir dans sa méthode qui puisse heurter de front les théories ou les sentiments prétendus scientifiques de ceux que l'on veut amener à soi. Or certaines dénominations : « électricité bleue, blanche, rouge, etc. », froissaient les sentiments scientifiques de ceux qui, ne voyant que les mots, établissaient une analogie complète entre les médicaments sous une telle dénomination et les éléments de l'électricité en général.

Nous avons donc cru bien agir et en nous libérant de la fabrication étrangère, et en modifiant la terminologie de nos produits thérapeutiques.

Telle est la première raison de notre troisième édition.

Il en est une seconde non moins importante pour notre clientèle ; c'est le désir, que nous ont souvent manifesté de nombreux malades, de voir figurer dans ce guide pratique, certaines notions d'hygiène générale pour la mère inexpérimentée qui ignore tout et des soins de la maternité et des règles d'alimentation pour son jeune enfant.

Un chapitre spécial figurera donc dans cet ouvrage pour parler de ce que doit être la femme-mère vraiment à la hauteur de cette noble tâche.

Nous ne doutons pas de la bienveillance que nos nombreux clients voudront bien témoigner à cette nouvelle édition inspirée uniquement par le dévouement et l'ardent désir de multiplier encore le bien que peut produire notre méthode de médicamentation.

Si beaucoup d'ouvrages parlent de l'homéopathie, aucun ne traite la question de l'homéopathie complexe, aucun ne donne les éléments raisonnés et scientifiques, la formule appropriée aux divers cas de maladie permettant l'emploi facile de **nos** soins médicaux.

C'est ainsi que de nombreux esprits plus ou moins prévenus par des études antérieures et une routine d'école, ne trouvant pas à satisfaire pleinement leur légitime amour de la science, se sont détournés à jamais d'une thérapeutique profondément sérieuse, de toute première utilité, et d'une puissance qui fait l'admiration de tous ceux qui ont su l'adapter aux différents cas particuliers.

Il est, nous le savons, extrêmement difficultueux d'embrasser dans un ouvrage destiné tout à la fois et au médecin qui, lui, veut la *science*, c'est-à-dire la raison même de la médecine à laquelle il se donne, raison aussi adéquate que possible, et dans la constitution du médicament, et dans le mode d'action, et dans la stricte mesure de l'emploi de ce médicament ; et au public moins raisonné, plus facilement, par-là même, disposé à user et à abuser des notions qui lui sont livrées.

Nous croyons cependant possible d'atteindre suffisamment ce double but, de donner assez de lumière pour éclairer l'esprit scientifique, tout en ménageant la stricte pratique qui doit se rapporter aux maladies les plus simples, souvent par cela même les plus nombreuses, afin de permettre à un père ou à une mère de famille de trouver dans ces notions pratiques les ressources indispensables du premier moment, en attendant les lumières plus vives du médecin.

L'homéopathie complexe se rattachant à l'homéopathie par ses origines, dans une première partie nous étudierons donc les origines de ces deux thérapeutiques, c'est-à-dire l'homéopathie d'une part et l'homéopathie complexe d'autre part. Nous serons fatalement conduits à discuter les divergences de sentiments chez les principaux défenseurs de ces théories et à faire aussi succinct que possible, l'historique de cette double science.

La médecine n'ayant qu'un but, *guérir*, s'attaquer à la maladie par tous les moyens en son pouvoir, il nous faudra pour juger scientifiquement la médecine, la mettre en parallèle avec la maladie. Dans un deuxième chapitre, nous étudierons donc les éléments essentiels de la *maladie* et dès lors par déduction les éléments essentiels de la thérapeutique.

Nous devons ainsi traiter des médicaments dans leur composition, dans leur mode d'action, dans leur dosage, dans la forme de leur application interne et externe.

Récapitulant les maladies les plus communes, les plus simples, celles dont tout le monde peut, avec un peu de savoir faire, reconnaître facilement les éléments de diagnostic, nous donnerons un formulaire pratique dont chacun pourra user sans aucun danger, et au contraire avec une joie immense de voir ses soins redonner rapidement la santé perdue. Nous laisserons tout naturellement à nos confrères la facilité de déduction qui leur permettra d'approprier plus parfaitement aux cas plus sérieux les données théoriques émises dans les chapitres précédents.

Enfin, dans un dernier chapitre, nous nous efforcerons de faciliter la tâche des pères et mères de famille en leur donnant les notions d'hygiène générale s'adaptant à leur situation.

Puisse ce travail, fruit de la seule volonté de semer autour de soi le bien, la joie, la santé chez le pauvre autant et plus que chez le riche, être accueilli avec bienveillance par vous tous, chers lecteurs et amis, à qui nous laisserons ainsi, avec tant de bonheur, une petite partie de nous-mêmes et de nos longues années de labeur.

Heureux de constater que malgré de nombreuses imperfections notre première et notre deuxième édition ont rendu de réels services à notre clientèle, nous souhaitons de voir cette nouvelle édition achever le bien commencé et faire naître à l'homéopathie complexe de multiples et ardents néophytes.

Dr MARÇAIS.

INTRODUCTION A LA 4e ÉDITION

L'Homéopathie, faisant des progrès constants dus à son efficacité chaque jour confirmée, et le nombre des adeptes de notre méthode d'Homéopathie Complexe s'étendant rapidement. la troisième édition de notre manuel théorique et pratique s'est trouvé épuisée. Une nouvelle édition augmentée à donc été nécessaire. Nous la présentons à nos adeptes et espérons que comme par le passé ce Manuel rendra de précieux services à nos malades et fera apprécier davantage l'Homéopathie Complexe.

Dr MARÇAIS

(Mars 1929).

L'HOMÉOPATHIE

Qu'est-ce que l'homéopathie ? — Hahnemann premier
homéopathe pratique. — Différentes conceptions et
applications de l'homéopathie.

Pour quiconque raisonne et, sans aucun parti pris,
cherche la lumière en médecine comme en toutes
autres sciences, il est profondément stupéfiant de voir
des esprits supérieurs, merveilleusement préparés,
fermer volontairement les yeux et s'obstiner à repous-
ser sans examen un mode de thérapeutique sérieux
en lui-même, bien que toujours bafoué et partout
ridiculisé.

Ami lecteur, il vous est sûrement arrivé de vous
rencontrer avec des hommes intelligents et raisonnés,
d'avoir prononcé devant eux ce mot « Homéopathie »
et de les avoir vus aussitôt ricanant et haussant les
épaules, répondre : « Fumisterie ! charlatanisme !
Pensez-vous qu'un granule de la grosseur d'une tête
d'épingle jeté à la source de la Seine et recueilli, di-
lué à l'embouchure de ce fleuve, puisse agir en quelque
chose ! Eh bien, voilà l'homéopathie ! » Chercher plus
loin, approfondir, expérimenter, serait trop exiger de

ces esprits forts et il vaut mieux s'enfermer dans une vieille routine. Nous vivons à une époque où de grands savants sont venus montrer par des faits indiscutables l'inanité des vieilles théories d'école : Les Pasteur avec leurs microbes démolissant les bases des théories anciennes des humeurs; les Curie avec le radium, portant atteinte aux principes de chimie et de physique jusque-là regardés comme intangibles, et bien d'autres. Malgré tout, nous avons du mal à nous faire à une théorie médicale qui n'est pas celle de l'école.

Un de nos journaux du matin s'étonnait, il n'y a pas longtemps encore, de voir que l'homéopathie, pratiquée depuis plus de cinquante ans et contrôlée par des faits indiscutables, n'avait pas encore obtenu droit de cité dans nos facultés.

Un argument, dilemme bien simple, militait puissamment, cependant, en faveur d'une prise en considération.

Ou l'homéopathie est *essentiellement* nuisible et sans aucun bon effet, et doit, dès lors, être poursuivie partout, en France comme à l'étranger.

Ou l'homéopathie n'est pas essentiellement nocive, mais a quelque chose de bon et doit, au contraire, être mise à la portée de ceux dont la mission, sorte de sacerdoce sacré, est avant tout et par tous les moyens possibles de guérir.

Car nous, médecins, qui que nous soyons, nous ne sommes pas maîtres de notre science : nous n'avons pas le droit de prendre uniquement ce qui nous plaît en médicaments, nous avons le devoir rigoureux de nous munir du bagage le plus scientifiquement guérisseur qu'il nous soit possible d'acquérir. Or, Messieurs et chers confrères, apprenant l'homéopathie nous n'amoindrissons pas nos connaissances allopathiques : il nous semble que de deux artistes celui qui sera le plus goûté et le plus couru sera celui dont les doigts feront vibrer avec la même finesse et la harpe et le violon. Pourquoi hésiter un seul instant quand, surtout, descendant en nous-mêmes et revisant la somme des éléments curateurs dont nous disposons en face de la maladie, nous sommes obligés de reconnaître combien est restreint et de peu d'importance dans le plus grand nombre des cas le formulaire thérapeutique dont nous disposons. D'où notre légendaire scepticisme en médication, scepticisme maintenant trop avoué de nous et trop connu de nos clients. D'où la puissance grandissante de la chirurgie qui menace d'engloutir la médecine, alors qu'elle ne devrait en être que l'aide et l'arrière-garde. Notre principe ne doit-il pas être, en effet, de *sauver* avant tout. Un organe enlevé, mutilé, ne recouvre plus son état naturel, et s'il est vrai que parfois il est indispensable de trancher et d'ouvrir, il est également vrai qu'il convient de protéger et de garder le plus possible ce que la nature a établi et réglementé. Avant de nous laisser arracher un œil, nous voulons avoir tout tenté pour le conserver et le conserver dans les meilleures conditions. Cherchons donc d'abord à être des guérisseurs avant d'être des mutilateurs.

L'homéopathie est d'un appoint sérieux en ce sens et non une plaisanterie, un trompe-l'œil. Le meilleur garant de cette vérité est son triomphe, malgré les luttes qu'elle a eu à supporter ; ce sont des milliers de guérisons qui lui ont amené des découragés, des écœurés de l'allopathie. Nous pouvons, à nous seuls, pendant ces quinze dernières années, en donner le chiffre respectable de plus de 10.000.

Mais qu'est-ce donc que cette homéopathie bienfaisante ?

De définition sérieuse et rigoureuse, nous n'en avons trouvé aucune trace.

Force nous est donc de continuer notre procédé d'analyse et de déduction.

Les mots étant faits pour les choses et non les choses pour les mots, nous devons retrouver les éléments essentiels de l'homéopathie dans le mot : Homéopathie « dérivé du grec Ομως παθειν, *semblablement souffrir* ». Il nous donne bien là la base essentielle de l'action homéopathique : déterminer chez le patient les *symptômes*, les *manifestations* du trouble que l'on veut combattre. Nous sommes loin de l'interprétation vulgaire : *le mal par le mal*, effrayant le commun des mortels par cette juste appréhension de se donner une maladie que l'on n'aurait pas eu sans cette médication. Nous sommes loin encore de l'idée généralement admise que l'homéopathie est, par essence et d'une façon terrible, la médication des *poisons* violents ; si l'homéopathie emploie des médicaments classés parmi les poisons les plus actifs, elle n'emploie guère que ceux dont l'allopathie se sert tous les jours et à des doses bien plus terriblement nuisibles et dangereuses. S'il arrive fréquemment en allopathie de constater une erreur mortelle pour le pauvre patient, nous sommes depuis vingt-six ans à même d'affirmer qu'aucun fait de ce genre ne s'est produit en homéopathie.

Nous sommes également loin de la conception qui veut faire de l'homéopathie la médecine des doses *purement infinitésimales* : la dose n'est pas le constituant de l'homéopathie, elle n'est que le moyen d'arriver à la manifestation homéopathique. Nous verrons dans un autre chapitre le pourquoi de ces doses infimes, en même temps que leur puissance d'action.

Est donc *homéopathe*, qu'il le veuille ou non, quiconque, par la thérapeutique suivie, cherche à établir les caractères palpables de la maladie qu'il veut combattre. Est homéopathe, qu'il le veuille ou non, le médecin qui, prenant du vaccin, fait une piqûre à son client, piqûre qui produira non la *petite vérole*, mais une manifestation similaire atténuée : incubation, vésicule, pustule ombiliquée, croûte, tache indélébile, le tout accompagné de courbature, de troubles généraux, de température. Nulle preuve plus saisissante ne peut être apportée de cette action de l'homéopathie.

Homéopathe est le docteur qui, soignant une entérite aiguë diarrhéiforme, administre à son patient des *purgatifs*, que ce soit avec Mathieu, l'huile de ricin à faible dose, tous les matins, que ce soit avec Germain Sée, l'huile d'olive à haute dose, que ce soit à l'aide des pilules suivantes :

Extrait hydro-alcoolique d'Hydrastis canadensis.   2 à 3 gr.
Folicules de séné lavées à l'alcool. . . . . . .   6 gr.

pour trente pilules dont une après chaque repas [1].

---

1. *Traité de médecine et de thérapeutique.* — Brouardel, A. Gilbert, IV, p. 578.

Homéopathe est le docteur qui, se trouvant en face d'un malade souffrant d'indigestion, achève de bouleverser son estomac en l'obligant à rendre ce que ce dernier ne peut digérer et donne, par exemple, 5 à 10 centigrammes de tartre stibié.

Nous pourrions citer ainsi un nombre multiple de cas dans lesquels, sans se dire, sans vouloir être *homéopathe*, le médecin l'est en fait.

Pour bien préciser, en effet, cette dénomination, il suffit de prendre le terme opposé et de voir ce que sont les *allopathes*. Dérivant également du grec αλλως autrement παθειν souffrir, cette expression nous démontre assez par elle-même ce que doit être un allopathe. Il ne cherche par sa médication qu'une chose : contrecarrer le mal en déterminant chez le patient des manifestations opposées à celles de la maladie. Dans une entérite diarrhéiforme, l'allopathe prescrira des astringents, laudanum, opium et ses composés, bismuth, etc. Dans une indigestion, le même allopathe cherchera à exciter les fonctions digestives de l'estomac, sans provoquer l'expulsion des aliments, mais excitera cet organe par les différents éléments à sa portée.

Considérée sous cet aspect, l'homéopathie devient non seulement une puissance curative de grande étendue, mais elle est en même temps d'un merveilleux secours dans le diagnostic et le pronostic des maladies.

Quiconque a suivi des malades est, comme nous, à même de reconnaître combien dans certains cas il est matériellement impossible de préciser l'espèce de trouble que l'on est appelé à combattre. Une grande quantité de maladies ont les mêmes symptômes de débuts ; dans des états compliqués, combien n'est-il pas difficile, souvent même impossible, de retrouver le point de départ, l'*élément causal* de la perturbation générale ; et cependant pour obtenir un résultat vraiment sérieux et durable, c'est à ce premier élément qu'il convient de s'attaquer.

Eh bien ! judicieusement distribué par une main expérimentée et sûre, le traitement homéopathique viendra aider ces recherches ; il fera découvrir la source du désordre et vous éclairera de toutes ses lumières, qui, elles, sont infaillibles.

Nous pourrions en apporter ici des témoignages multiples. Tous les malades qui ont daigné recourir à nos soins sont là pour attester la vérité énoncée ci-dessus. Personne n'est sorti de notre cabinet de consultation sans avoir été prévenu des effets indiscutables du traitement qu'il allait subir, et comme nous n'avons aucunement la prétention ou la basse vanité de nous croire inattaquables dans nos diagnostics, tous seront là pour dire que si le médicament n'avait pas produit la réaction attendue, nous n'hésitions pas à déclarer notre diagnostic faussé sur quelques points : un nouvel examen, une nouvelle médication ne tardait pas alors à produire l'effet annoncé, suivi bientôt de l'amélioration et plus tard de la guérison.

Nous nous permettrons d'en citer un exemple particulièrement frappant et tout récent. Le 1ᵉʳ juillet dernier, M. le comte de X... se présentait à notre cabinet, accompagné de sa femme. Cette dernière venait nous demander des soins pour de prétendus désordres cardiaques d'un genre particulier et très pénibles. Après un examen des plus attentifs, nous disons à cette patiente : « Madame, nous regrettons infiniment de ne pas être de votre avis et de vous affirmer que votre cœur est absolument hors de cause dans l'état que vous nous signalez. Votre estomac seul est en jeu. » — « Mais, docteur, je n'ai jamais senti mon estomac, je mange avec plaisir, je digère sans difficulté et je ne puis croire que mon estomac soit le point malade ! » — « Madame la comtesse, nous nous permettons de maintenir notre affirmation. Nous pouvons, il est vrai, nous tromper, mais nous avons en main des éléments qui seront à même de trancher en dernier ressort cette grave question. Voulez-vous, Madame, nous permettre un traitement d'expérience de quelques jours. Nous pouvons vous affirmer et vous garantir l'innocuité de cette tentative. Si votre cœur est bien l'élément premier de vos troubles, la médication restera sans effet, vous continuerez à éprouver simplement les mêmes manifestations. Si, au contraire, votre estomac est seul coupable, il ne tardera pas à parler et à vous révéler ses torts ».

Le traitement est accepté, commencé dès le lendemain.

Or, le jeudi 4 juillet, voici textuellement la lettre que nous recevions et qui nous était adressée par le mari de cette dame :

Docteur,

Au bout de vingt-quatre heures du traitement que vous lui avez ordonné, Mme de X... a eu fort mal à l'estomac ; tiraillements, brûlures, etc., justement vers quatre heures de l'après-midi. Comme ceci vient à la suite de bâillements fréquents, hoquets, et que la gêne au cœur est venue hier à la suite des souffrances à l'estomac, je juge inutile de continuer le traitement et vous prie de me donner une nouvelle ordonnance de *guérison*, celle de témoignage me paraissant, concluante.

Je vous rappelle que vous n'avez rien trouvé au cœur mais des gaz et fermentations à l'estomac.

Veuillez agréer, Docteur, etc...

> Comte de X..., château de P...

Nous avons là sous les yeux, dans un cartonnier, des milliers de lettres similaires qui viendraient confirmer les mêmes faits. On nous permettra de ne pas multiplier les témoignages.

Quel fut donc le premier défenseur de cette théorie médicale?

Hahnemann (Samuel-Chrétien-Frédéric), docteur en médecine, conseiller aulique du duché d'Anhalt-Kœthen, membre de plusieurs académies et sociétés savantes, né le 10 août 1755, à Meissen, petite ville de Saxe, située au confluent de l'Elbe et de la Meissa, fut le premier frappé par cette nouvelle idée des *semblables* en thérapeutique. Sans entrer dans le détail de toute une vie de luttes, de travail, de succès, qu'il nous soit permis ici de saluer avec respect ce vaillant de la première heure et de lui adresser le témoignage de notre reconnaissance pour le bien fait à l'humanité par sa doctrine.

Après avoir, pendant de longues années, constaté son impuissance en face de la maladie, il se sentit poursuivi par l'idée qu'il devait cependant exister un moyen de *guérir les malades* et, dès lors, tout ce qui lui restait d'énergie et de vie fut consacré à la recherche de ces nouveaux éléments.

« Pourquoi, se disait-il, ce moyen n'a-t-il pas été trouvé depuis vingt siècles qu'il existe des hommes qui se disent médecins ? C'est parce qu'il était trop près de nous et trop facile, parce qu'il ne fallait, pour y arriver, ni brillants sophismes, ni séduisantes hypothèses. Bien !... Je chercherai tout près de moi où il doit être, ce moyen auquel personne n'a songé, parce qu'il était trop simple... Voici, ajoute-t-il, de quelle manière je m'engageai dans cette voie nouvelle... Tu dois, pensai-je, observer la manière dont les médicaments agissent sur le corps de l'homme lorsqu'il se trouve dans l'assiette tranquille de la santé. Les changements qu'ils déterminent alors n'ont pas lieu en vain, et doivent certainement signifier quelque chose ; car, sans cela, pourquoi s'opéraient-ils ? Peut-être est-ce là la seule langue dans laquelle ils puissent exprimer à l'observateur le but de leur existence [1]. »

Traduisant, un jour, la *Materia medica*, de Cullen, et voyant les multiples hypothèses qui y sont énoncées sur l'action du quinquina, il fut surpris des apparentes contradictions de l'effet de ce puissant remède. Il résolut donc de chercher sur lui-même les propriétés de cette substance. A cet effet, et en plusieurs jours, il prit de fortes doses de quinquina ; bientôt il ressentit les symptômes d'un état fébrile intermittent, analogue à celui que combat le quinquina. Cette expérience, répétée plusieurs fois sur lui, sur des amis

1. Hahnemann, *Études de médecine homéopathique*, t. I. (Lettre sur l'urgence d'une réforme en médecine, p. 404-405.)

consentants, lui confirma ses premières expériences, et dès lors il ne lui fut plus possible de douter que, si le quinquina guérit certaines fièvres intermittentes, il peut développer également sur l'homme sain des troubles artificiels entièrement semblables à ceux dont il triomphe. Il fit de même pour le *mercure*, la *belladone*, la *digitale*, la *coque du Levant*. La *médecine* venait par ce fait de subir une entière révolution. La loi des semblables était assise, allait faire son chemin et triompher, par sa propre puissance, des résistances mesquines, souvent peu raisonnées, de la vieille école.

En 1805, il rassemblait dans deux petits volumes des découvertes en matière médicale et les publiait sous le titre de *Fragmenta de viribus medicamentorum positivis, sive in sano corpore humano observatis*[1]. Presque dans le même temps, il publiait ses critiques sur les *Effets du café*, et son opuscule sur *La médecine de l'expérience*, qui aujourd'hui encore sont d'une exacte vérité[2].

Nous n'avons pas à rappeler ici les luttes que dut soutenir ce vaillant ; pour lui comme pour tous ceux qui veulent établir des doctrines nouvelles et contrecarrer les données anciennes, fussent-elles les plus erronées, les adversités furent nombreuses et cruelles.

Il fut traité de visionnaire, d'homme à imagination malade, même de charlatan, et tellement écœuré des bassesses humaines que, pendant quinze années, il ne sortit presque jamais de sa demeure à Kœthen.

1. Édition publiée à Londres par le Dr Quin, 1834.
2. Hahnemann, *Études de médecine homéopathique*, 1re série, Paris, 1855. (Des effets du café, p. 606).

Le 25 juin 1835, Hahnemann arrivait à Paris. Il y pratiquait l'homéopathie avec un succès indiscutable et s'y faisait une réelle réclame. Il continuait ses travaux jusqu'en 1843 et s'éteignait doucement le 2 juillet de cette même année.

Après avoir livré au public ses théories, Hahnemann se vit suivre aveuglément par les uns, avec restriction par les autres. Tels Finella, Belotti, Mattei, pour ne citer que les principaux promoteurs de la médication homéopathique complexe, ne puisèrent, dans Hahnemann, que les principes essentiels de sa méthode et la modifièrent dans son application. Nous trouvons, en effet, dans un livre publié par le Dr Finella, marchant sur les traces de Belotti (*Nouvelle méthode homéopathique basée sur l'application des remèdes complexes*), les pensées suivantes :

« C'est au Dr Hahnemann que revient l'honneur, après une suite de nombreuses observations faites avec le plus grand soin, d'avoir découvert une des lois de la nature et l'action spécifique des remèdes.

« L'unité des remèdes, comme les homéopathes l'ont interprétée et pratiquée jusqu'à ce jour, est, en homéopathie, une erreur capitale qui, nous le croyons, a jusqu'ici arrêté le progrès de cette doctrine médicale. L'emploi d'un seul médicament ou de plusieurs séparément dans un jour ou pendant plusieurs jours, est une erreur en ce que, les maladies étant complexes, on ne peut les combattre avec un seul médicament.

« Nous ne craignons pas de le dire, on a jusqu'à ce jour trop rigoureusement pris à la lettre cette loi d'*unité*. Aucun génie humain n'est assez puissant pour pouvoir, en même temps qu'il porte la lumière, la faire luire de tout son éclat ; car, pour lui-même, il reste toujours certaines ombres qu'il ferait disparaître, si le temps lui en était donné.

« Qui sait si Hahnemann n'avait pas lui-même entrevu la nécessité d'arriver à unir intimement plusieurs médicaments pour combattre la maladie ? Qui vous dit, qu'absorbé par la multitude de ses pensées, il n'attendait pas l'heure où les trésors, lentement préparés par son génie, auraient été répandus sur terre, pour venir ajouter une vérité de plus à toutes ces vérités ?

« Aussi que personne ne s'indigne, que les vrais homéopathes ne croient pas à la profanation, nous ne faisons que suivre la médecine d'Hahnemann qui déjà avait préconisé : *Hepar sulfuris, Calcarea carbonica, Causticum, Natrum carbonicum,* etc., tous remèdes composés.

« Unité signifie pour nous *un avec plusieurs* : ainsi un seul remède renfermant en lui plusieurs propriétés curatives ou plusieurs médicaments concourant ensemble au développement de ces mêmes propriétés curatives, conservent l'unité dans un certain sens : de même dans un traitement par les eaux minérales, si cette eau est ferrugineuse, ce sera le fer qui aura guéri, bien que cette eau renferme d'autres minéraux avec le fer, et elle n'en demeure pas moins *unité,* c'est-à-dire qu'étant *une avec plusieurs,* elle aura pu détruire la maladie.

« La complexité des remèdes ne signifie point autre chose. Pour chaque affection particulière, soit d'un organe, soit d'un groupe d'organes ou pour une affection générale de l'organisme, il y aura un remède spécifique, qui, par sa complexité, couvrira non seulement la majorité des symptômes, mais tous les symptômes de la maladie, de sorte que par l'action simultanée de ces différents médicaments, on guérira à la fois la cause et les effets dans les maladies, et on aura ainsi point ou peu de convalescence. Chaque organe affecté ou chaque partie d'organe aura pris dans le remède complexe un ou plusieurs médicaments nécessaires à sa guérison et les médicaments qui n'auront pas de rapports directs avec la maladie resteront sans action et ne détermineront jamais d'aggravations. »

Le lecteur jugera, par ces lignes, de citation, la divergence d'opinion entre le premier homéopathe et les homéopathes complexes, dont Finella fut des premiers.

Il est vrai que si nous suivons le procédé de découverte d'Hahnemann, c'est-à-dire si nous cherchons, dans la nature, la raison de notre conduite, cette nature nous montre partout la multiplicité des éléments actifs mise à la portée de tous les être indistinctement, laissant à chacun de ces êtres en particulier, la puissance de sélection et d'adaptation. Les plantes ne puisent-elles pas en effet dans un même sol les sucs différents qui les caractérisent ? L'animal, l'homme cherchent-ils à adapter adéquatement à leurs besoins les substances alimentaires qui doivent entretenir leur vie et réparer leurs pertes ? Combien la totalité des aliments constituant un repas, est loin d'être utilisée par l'organisme ! ce n'en est même qu'une minime, très minime partie qui passera dans l'organisme pour servir à notre entretien. Sans nous préoccuper, cependant, de savoir quelle partie d'aliments sera utilisée, nous nous mettons à table et prenons une seule précaution : *manger raisonnablement* les aliments réputés les plus réparateurs et laisser les organes accomplir leur travail d'appropriation.

L'air que nous respirons n'est-il pas un composé ? L'eau, qui nous est indispensable, est un élément complexe et souvent très riche en substances variées. Ainsi rien n'est simple autour de nous. Étant nous-mêmes des êtres composés, n'avons-nous pas raison de chercher notre entretien et notre santé dans des composés ?

C'est en suivant ces données naturelles, que Finella, et Belotti avant lui, combinèrent une série de médicaments complexes. Malheureusement, ces deux novateurs disparurent trop rapidement, se suivant de près dans la tombe.

Les travaux de ces deux chercheurs émérites seraient peut-être tombés dans l'oubli, si le comte César Mattei ne s'était emparé de leurs idées, les présentant comme siennes au public et sans faire connaître où il avait puisé sa sience.

Les circonstances ayant rapproché Sauter, pharmacien, à Genève, de Mattei, ce premier fut créé dépositaire des remèdes Mattei et amené ainsi à étudier d'une façon plus approfondie la Miopathia du comte Mattei appelée Homéopathie complexe par la suite.

Des divergences de vue séparèrent bientôt Sauter de Mattei. Sauter dut alors étudier les travaux de Belotti et de Finella, sans négliger les traités des anciens spagyriciens. Il fut ainsi conduit à joindre au groupement des médicaments l'action de la fermentation des composants, fermentation qui développe à son plus haut degré l'efficacité des différents éléments employés.

C'est ainsi que, sa vie entière, Sauter travailla sans relâche au perfectionnement de la nouvelle méthode, portant, jusqu'à son dernier souffle, toute sa pensée et ses efforts sur le développement de l'Homéopathie complexe.

Sauter mourait, à Genève, le 29 décembre 1896, laissant une œuvre solidement établie et ramifiée dans toutes les grandes parties de l'Univers. Son digne collaborateur M. Heinen prenait la direction de la maison et la fesait progresser jusqu'à sa mort survenue fin 1916.

C'est alors que profitant des circonstances et désirant notre indépendance nous avons, en pleine période de guerre et malgré d'insurmontables difficultés, entrepris de mettre sur pied la préparation de nos produits d'après des formules nouvelles qui seront analysées plus loin, et que depuis longtemps nous souhaitions réaliser après de longues années d'expérience pratique.

Nous n'oublierons pas cependant le devoir de la reconnaissance et nous saurons rendre un respectueux et reconnaissant hommage à la noble mémoire de ces deux vaillants défenseurs de l'homéopathie, Sauter et Heinen. Nous reconnaissons très simplement que c'est à eux et à nos collaborateurs actuels, aussi modestes que dévoués, que nous devons de pouvoir mener à bien notre tâche et faire tant de bien à nos semblables.

Au nom de tous les malades qui ont pu recouvrer une santé parfaite, après l'avoir demandée souvent des années entières, et sans succès, aux soins et à la science de l'allopathie, en notre nom personnel, nous aimons à saluer ces mémoires vénérées et à leur retourner tous nos chaleureux remerciements.

CHAPITRE II

DE LA MALADIE

Théories anciennes sur la maladie. — Théories modernes. — Les unes et les autres ne paraissent pas donner satisfaction, théorie personnelle.

Quelle est la raison d'être de la médecine, et dès lors du médecin ? Connaître la maladie et la combattre de son mieux, de toute son énergie. Aller la découvrir jusque dans ses derniers éléments, afin de marcher plus sûrement et plus rapidement à la victoire finale.

Lisant beaucoup, nous avons été frappé de la multiplicité des opinions sur la maladie. Les uns, s'arrêtant à des manifestations locales, classaient la maladie sous la catégorie de « troubles des humeurs, sang, lymphe, etc. » C'est ainsi, par exemple, que nous lisons dans la *Doctrine* d'Hahnemann les lignes suivantes [1] : « Qui, de nos jours, se croirait obligé à une grande condescendance envers la théorie du *chaud* et du *froid*, du *sec* et de l'*humide* ? Qui oserait soutenir que toutes nos maladies dérivent soit d'une révolte des

---

1. *Exposition de la Doctrine médicale homéopathique ou Organon de l'art de guérir*, page 29.

archées, soit du plus ou moins de rigidité des solides, soit du plus ou moins d'acalescence des humeurs ; que toutes doivent être rapportées à la sthénie ou à l'asthénie de l'incitabilité, comme le voulait Brown ? L'homme le moins expérimenté n'a-t-il pas, dès longtemps, fait justice de ces vues incomplètes de la vie physiologique ; et n'est-ce pas avec le sourire sur les lèvres que nous accueillons les tentatives d'application faites à la pathologie des découvertes récentes de la chimie ? S'il est encore de rares partisans du principe de l'*irritation*, depuis longtemps ils ont abandonné les hauteurs où les avait élevés leur maître. Les discussions qu'ils soulèvent ou qu'ils essaient de soutenir ne portent plus sur les principes auxquels ils restent attachés plutôt par habitude que par conviction. Ils en sont venus à compter leurs succès et leurs revers, à nombrer les faits. Triste pronostic pour le sort d'une doctrine, que le moment où elle déserte la théorie pour se jeter dans l'empirisme, où elle abandonne la loi pour le fait dont toute la lumière est empruntée aux rayonnements que lui envoie la théorie ! »

« Tous ceux, disait déjà Hippocrate [1], qui, de vive voix ou par écrit, ont essayé de traiter de la médecine, se créant à eux-mêmes, comme base de leurs raisonnements, l'hypothèse ou du chaud, ou du froid, ou de l'humide, ou du sec, ou de tout autre agent de leur choix, simplifient les choses et attribuent chez les hommes, les maladies et la mort à un seul ou à

---

1. Hippocrate, *Traité de l'ancienne médecine*. Traduction de Littré. Paris, 1839, t. I, p. 508.

deux de ces agents comme à une cause première et toujours la même ; mais ils se trompent évidemment dans plusieurs des points qu'ils soutiennent, d'autant plus blâmables qu'ils se trompent sur un art qui existe, que le monde emploie dans les choses les plus importantes, et honore particulièrement dans la personne des artistes et des praticiens excellents. »

Et, en effet, toute *cause primordiale et essentielle* d'un effet déterminé apporte avec elle son effet. Dès la première minute où le soleil projette ses rayons, source essentielle de la chaleur et de la lumière, cette chaleur et cette lumière se répandent aussi loin que ces rayons. Jamais nous n'avons vu brûler un foyer sans qu'immédiatement de ce foyer sortit une source de chaleur et de lumière. Jamais nous n'avons vu la vie se continuer avec une hémorragie totale, parce que le sang est une des sources essentielles qui distribuent la vie à tout le corps.

Cependant qu'un malade vienne à vous et vous dise ? « Docteur, je tousse, je souffre de la poitrine ! » et que vous lui répondiez : « Vous avez dû prendre froid ! » il vous regardera sinon surpris, du moins prêt à vous ajouter : « Mais, Docteur, je ne m'en suis pas rendu compte, il m'est arrivé si souvent d'être dans les mêmes conditions et de ne pas tomber malade, que je ne puis croire seulement à l'action du froid !...»

Et les humeurs, si humeurs il y a ! se sont-elles établies ainsi comme par miracle et du jour au lendemain ? Pour se former au contraire, pour permettre à ce sang, à cette lymphe, à cette bile, à ces urines, etc., de se modifier dans leurs qualités essentielles, les humeurs n'ont-elles pas dû trouver dans l'organisme humain un premier élément de formation, de perturbation ? Et cet élément n'est-il pas une cause de la maladie proprement dite ? de l'état de trouble qui, alors grandissant et envahissant tout l'être, amènera la déchéance fatale ?

Hahnemann ne dit-il pas encore [1] : « Dire que la vie résulte du jeu des organes et que l'organe lui-même n'est qu'une modification de la matière, sans spécifier cette modification, sans justifier l'hypothèse avancée, c'est évidemment partir d'une supposition gratuite et construire sur cette base chancelante un fragile édifice. »

« Eh quoi ! c'est au nom de la raison qu'on est venu jeter dans la physiologie et dans la médecine cette pensée ténébreuse. Est-ce qu'au delà de tous ces organes fonctionnant, conspirant tous vers un but unique, la conservation de l'individu, il n'est pas quelque chose qui produit, entretient et conserve l'harmonie des fonctions ? Ce quelque chose, cet inconnu, qui échappe au scalpel et à l'œil armé des instruments les plus délicats, n'est-ce pas une force réelle, tout à fait distincte des forces matérielles, puisqu'elle jouit d'un mode d'action qui lui est particulier ? Or, on définit la force une cause de mouvement. Toute cause est nécessairement antérieure à son effet, supérieure à lui et le dominant ; on ne peut donc la confondre avec le phénomène, puisqu'elle l'engendre, moins encore la faire engendrer par lui, car il faudrait chercher ailleurs la cause du phénomène lui-même. Reculer la difficulté n'est pas la résoudre. La vie n'est donc point

---

1. *Doctrine* de Hahnemann, édition déjà citée, p. 3..

un effet, et ce qui le prouve sans réplique, c'est la manière dont elle se développe et parcourt ses phases. Les métamorphoses continues et régulières que subissent les corps organisés ont toutes un but déterminé, indépendant des circonstances extérieures. Ces corps portent avec eux *un type de changement*, comme le dit Burdach [1], qui peut être modifié par elles, sans qu'elles aient puissance de le donner, puisque jusqu'à un certain point les corps organisés résistent à leur influence. Encore une fois, le type est antérieur, dans l'ordre de développement, à la chose qu'il veut exprimer, comme la pensée précède la parole, comme la volonté précède l'action.

« Si cette cause, cette force qu'on nomme la vie n'est pas un vain mot, c'est elle qui constitue l'être vivant, l'organisme n'en étant que l'expression visible. Et l'organe obéit aux impressions que la vie lui communique : il obéit passivement, comme l'esclave le fait à l'égard du maître, comme le fait tout patient à l'égard de l'agent. »

Cherchant toujours, parce que peu satisfaite des anciennes données, perfectionnant ses moyens d'investigation et créant des instruments merveilleux, l'école est parvenue à fonder une doctrine nouvelle, doctrine bien faite pour affoler le monde entier. Le *microbe* a paru partout, à la base de tous les états pernicieux: on l'a montré maltraitant l'enfant, l'adulte et le vieillard ; rien n'échappe à ses coups. Ou plutôt si, beaucoup luttent contre lui et avec succès. Ah !

1. Burdach, *Traité de physiologie considérée comme science d'observation*. Trad. A.-J. J. Jourdan, Paris, 1838.

amis lecteurs, nous ne voulons pas détruire les données microbiennes, nous ne voulons pas en restreindre le nombre, les innombrables variétés que tous les jours on trouve insuffisantes et que l'on étend sans fin. Nous ne rêvons qu'une chose, rendre le calme d'esprit à ceux que cette cruelle et épouvantable perspective d'être la victime du microbe affaiblit moralement d'abord, physiquement plus tard, les prédisposant par ce fait même à tomber sous ses coups redoutables. Le microbe n'est pas plus la cause de la maladie que le froid, le sec, le chaud, l'humide, les humeurs, etc. Si le fatal microbe était la maladie, *la cause* vraie et première de la maladie, la cause étant fatalement suivie de son effet partout où serait le microbe, la maladie éclaterait. Et cependant nous le savons par l'expérience, notre organisme est riche de ces éléments nocifs : ils sont nombreux ; un docteur en trouvait dix-huit variétés des plus curieuses sur des râclures de pharynx, et certes non des moins nocifs, pneumocoques, bacilles de la tuberculose, microbes de la bouche, pour ne nommer que ceux-là, et cependant le patient ne portait aucun signe de maladie constituée.

Comment, s'il n'en était autrement, comprendre ces développements aussi étranges que répétés de cas de maladies épidémiques frappant dans le même foyer deux, trois personnes sur quatre, sur dix ; deux, trois foyers sur des centaines ? Le microbe ne les aurait-il pas touchés ?... Fait bien difficile à admettre alors que les moyens de propagation nous paraissent difficiles à éviter, surtout dans un même milieu.

Combien il est plus rationnel d'admettre qu'il manquait une condition essentielle au développement, à l'invasion du microbe, en la circonstance.

Pure imagination? Eh non! Ne faisons-nous pas, à chaque instant, la preuve de convenances plus marquées chez tel animal que chez tel autre, pour le développement de tels ou tels microbes. Nos cours d'expériences pratiques ne nous ont-ils pas appris que telle maladie se développait avec une virulence terrifiante sur tel animal, et restait sans effet sur tel autre. N'at-on pas injecté, dans les mêmes conditions de cultures, les mêmes microbes à des êtres différents et obtenus des résultats différents en tout. Comment dès lors voir dans le microbe la cause première du mal? Nous acceptons de laisser au microbe la fonction de spécification des maladies. Le pneumocoque trouvant ses conditions favorables de développement, donnera naissance à une *pneumonie*, le bacille de la tuberculose produira tous les troubles qui sont le fait de son développement et ainsi de tous les autres. Mais il faudra toujours une chose de plus que la présence de cet être nuisible pour troubler l'harmonie de nos fonctions, et ruiner notre santé.

Cette pensée n'est-elle pas des plus encourageante? Comme il est facile de comprendre, sans elle, cette espèce d'affollement devenu presque général, et qui fait que bientôt on ne voudra plus se voir, se donner la main, habiter sous le même toit, manger à la même table, prendre des aliments non passés à l'étuve, etc... Oui, ne rions pas : c'est ce qu'il conviendrait de faire si vraiment partout où est le microbe était la maladie.

Et nous déclarons ne pas être satisfait par cette théorie qui semble cependant faire l'admiration et la gloire de l'école moderne. Nous n'acceptons pas les premières déclarations d'un grand traité de médecine et de thérapeutique ainsi établies [1] : « La médecine contemporaine emprunte à la notion des causes sa caractéristique fondamentale. »

« Or, parmi les causes des maladies, les agents figurés et parasitaires tiennent la place la plus considérable. Ils constituent, pour ainsi dire, une étiologie vivante et maniable qui donne à la conception de la maladie une base solide. »

Il nous faut donc avec le microbe, avec cette cause *secondaire*, cette *cause spécifique*, une cause plus élevée, indépendante du microbe, indépendante des troubles établis par les écoles anciennes et modernes.

Nous voudrions la trouver, l'analyser avec vous ? Elle nous explique en effet la marche régulière de faits sans cela inexpliqués et inexplicables. Cette théorie que nous déclarons nôtre, et avoir basée sur une longue série de recherches, de déductions, d'observations, est bien conforme à l'action, à l'application des remèdes homéopathiques complexes.

Nous sommes un assemblage de rouages, d'organes variés reliés entre eux et fonctionnant sous l'action immédiate d'un régulateur. Ce régulateur compensateur, et que l'on peut matériellement comparer à ces balanciers bimétalliques qui, subissant en sens inverse les fonctions *froid* et *chaud*, permettent un mouvement régulier permanent à l'ensemble des

---

1. *Traité de médecine et de thérapeutique*. Brouardel-Gilbert Girode, t. I.

rouages de l'horloge ; ce régulateur, disons-nous, n'est autre que le juste accouplement de deux forces contraires, l'une excitante, l'autre modératrice de la fonction. C'est, si nous le voulons, sous un autre mode de conception se rapprochant de la dénomination même de notre thérapeutique : le juste assemblage d'un courant vital *positif* ou excitant et d'un courant négatif ou modérateur.

Oh ! ne riez pas ! Ce fait n'est pas d'une pure imaginative.

Qui donc, si nous ne sommes pas de ces machines électriques merveilleusement construites, nous expliquera l'action si puissante de l'électricité même statique sur nous et sur tous nos organes ? Qui donc, si nous n'éprouvons pas un besoin indiscutable de compléter les courants naturels qui sont en nous, nous expliquera ces tendances si marquées, indiscutables, presque irraisonnées, nous portant vers telle ou telle autre personne, suivant que nous trouvons en elle les éléments qui nous font défaut ? Il n'est pas, depuis le tout petit enfant au sein de sa mère, jusqu'au vieillard, de créature humaine qui, à une heure de sa vie, n'ait senti cet appel et ne lui ait répondu.

Qui donc nous dira pourquoi, en présence de telle personne, nous sentons comme une détente, comme un bien-être général passant dans tout notre être, alors que près d'une autre c'est le contraire qui se produit ?

Quel médecin n'a éprouvé la joie de voir sa présence, seule, ranimer la vie, l'énergie de son malade, présence appelée, désirée avec ardeur, qui laisse après elle une détente heureuse et un réel soulagement, souvent même plus appréciable que celui apporté par le médicament ? Paroles réconfortantes, répondrez-vous ! Mais d'autres les lui ont prodiguées sans résultat. Foi en son médecin qui est tout ! Non ! non ! puisque souvent il a fallu changer celui qui était le plus habitué à consoler. Mais dégagement de quelque chose d'impondérable, de pénétrant comme le courant électrique et qui va exciter la vie, portant l'énergie disparue.

Comment, sans cet élément, rendre compte de cette puissance colossale d'un être sur un autre être : puissance qui va jusqu'à commander et faire exécuter sans hésitation les actes les plus étranges. Magnétisme ! psychisme ! suggestion, etc. ! Tous ces mots ne disent rien, s'ils ne représentent quelque chose. Eh, mon Dieu ! nous ne sachions pas que personne, jusqu'à ce jour, ait rien découvert qui vienne répondre à ces dénominations, si ce n'est une action nerveuse incommensurable et manifeste comme celle qui se rencontre sous une décharge électrique.

Et dans le domaine matériellement et positivement scientifique, pourquoi l'action d'un courant sur une glande, sur un nerf, amène-t-elle une réaction de fonction ou, au contraire et à volonté, une réaction d'arrêt. Pourquoi, si nous n'avons pas en nous deux éléments de puissance contraire, aurions-nous des conducteurs de puissance différente ? Et cependant, n'est-il pas admis par tous que telle branche nerveuse active la fonction, porte l'excitation, et telle autre branche nerveuse ralentit ou suspend cette même fonction. Qui n'a produit ainsi à son gré des phénomènes de tachycardie ou inversement de ralentissement du cœur ? La corde du tympan n'a-t-elle pas des fibres vaso-dilatatrices dont l'excitation par un courant électrique amène la dilatation des vaisseaux de la glande sous-maxilaire (**Cl. Bernard**) et des fibres centripètes, dont l'excitation produit, par action réflexe, un écoulement de salive ? et ces phénomènes ne sont-ils pas immédiats ?

Ces nerfs, dont nous admirons la puissance, ne sont-ils pas les fils conducteurs d'une impressionnabilité merveilleuse transportant d'une extrémité du corps à l'autre les secousses multiples imprimées à l'une des parties quelconque de ce corps ; et chose plus merveilleuse encore, n'est-ce pas par ces mêmes fils conducteurs que se distribue à chaque portion de notre être l'influx d'une puissance psychique, immatérielle, la volonté. Si quelque chose d'indépendant du nerf n'est pas indispensable à cette action, à la fonction générale vie, d'où vient que le nerf excitant toujours la conduction n'a plus lieu chez le paralysé : d'où vient que *voulant* de toute l'énergie de cette volonté, il ne peut plus conduire, distribuer, régler cette énergie vitale ?

Si quelque chose ne s'est pas modifié en lui, pourquoi le pauvre malheureux qui, depuis son enfance, avait été à même de constater la présence d'un petit kyste gros comme une tête d'épingle sur un point de son corps, a-t-il vu, brusquement, sans cause apparente, grossir ce kyste, au point de nécessiter une intervention chirurgicale ? Là, certainement, le microbe n'a pas eu à intervenir, mais il s'est produit une excitation du courant vital et la multiplication cellulaire s'est manifestée.

MARÇAIS   3

Nous pourrions étendre ces réflexions, confirmer par des centaines de faits cette théorie sans laquelle tout est à expliquer.

Il n'est pas jusqu'à la matière inanimée qui ne soit sensible à cette puissance électrique de notre organisme. Des faits que nous ne sommes pas les premiers à avoir reproduits, mais que nous nous plaisons à faire constater aux amis qui le demandent, nous montrent, jusqu'à l'évidence, cette vérité.

Nous avons établi, en effet, un petit instrument très curieux bien que très primitif. Sur une plaque de verre d'un centimètre d'épaisseur repose un entonnoir renversé : cet entonnoir-tube sur la plaque de verre recouvre, suspendu par un fil de soie, une petite plaquette de bois ordinaire, sans aucune préparation antérieure ; le tout est fixé sur un point aussi parfaitement immobilisable que faire se peut. Eh bien ! nous approchant à une distance de 40 à 50 centimètres et fixant l'instrument, nous faisons à volonté dévier de droite à gauche ou de gauche à droite et ce de 10, 20, 30 degrés sur la circonférence, la petite tige de bois. Bien plus, si nous voulons juger de notre état de plus ou moins grande excitation nerveuse, nous n'avons qu'à interroger l'instrument dont la tige semble faire parfois des bonds et se déplace avec une rapidité stupéfiante.

Et pourquoi dès lors serait-il impossible de trouver dans les extraits et végétaux cette même affinité ou cette même répulsion d'influence vitale ? Pourquoi tel produit mis à la portée de nos organes ne viendrait-il pas exciter l'énergie de fonction et tel autre, au contraire, ralentir ou éteindre cette même énergie ? Et si des faits sont là par milliers, indiscutables, pour confirmer la théorie, pourquoi en rire et la dédaigner, alors qu'au contraire elle pourrait sauver des milliers de vies par une sage application ?

C'est ainsi que nos produits on't été groupés, dans leurs différentes formules, à des doses infinitésimales, d'autant plus assimilables, avec le but essentiel d'exciter ou de ralentir suivant besoin, la fonction nerveuse qui régit tel ou tel organe troublé, pour y rétablir l'équilibre rompu.

M. le professeur Albert Robin n'a-t-il pas lui-même rapporté à l'Académie de Médecine une retentissante communication sur la formation des ferments métalliques par l'action électrique. Les métaux, divisés en parties aussi ténues que possible, possèdent des effets identiques à ceux de certaines diastases organiques et, cependant, les solutions employées n'en contiennent que des doses infinitésimales. L'action électrique a donc, comme les colloïdes d'ailleurs, pu produire des médicaments d'une grande énergie sous un petit volume. Il y a là, comme le dit M. Albert Robin, une analogie frappante avec les effets thérapeutiques remarquables de certaines eaux minérales dont la composition n'explique pas l'activité.

C'est sur ces données que nous avons constitué notre thérapeutique en laissant le soin à la nature vitale de nos organes de les approprier suivant le besoin ou de les rejeter facilement en cas contraire.

Le chapitre suivant nous fera connaître les éléments qui entrent dans chacun de nos médicaments et nous en révélera ainsi toute la puissance d'action.

CHAPITRE III

DES MÉDICAMENTS

De l'emploi des doses infinitésimales. — De la fabrication et de la composition des médicaments de l'Homéopathie complexe. — De leur action propre.

Qui n'a, en contemplant le petit granule homéopathique, éprouvé un sentiment de méfiance, sinon un sentiment de complet dédain ? Combien souvent n'avons-nous pas entendu redire : « Comment voulez-vous qu'une si petite chose produise de si grands effets ? Comment mettre dans si peu de matière des éléments assez actifs pour pouvoir encore être dilués dans une grande quantité d'eau ? N'a-t-on pas été jusqu'à dire que l'on pourrait jeter un granule dans les sources de la Seine et puiser l'eau à Rouen, afin d'obtenir des résultats plus certains ?

Hélas ! qui veut trop prouver ne prouve rien ! Le ridicule ne saurait avoir raison de ce qui est sérieusement fondé. Si, en raisonnant sans parti pris et avec le véritable désir de trouver la vérité, nous étudions autour de nous, nous ne reconnaissons pas que nos plus terribles ennemis sont les infiniment petits, pourquoi parler de la théorie des microbes ?

N'est-elle pas cependant si bien passée à l'ordre du jour que personne aujourd'hui n'ignore la fatale puissance de ces être impalpables, invisibles, contre lesquels il est si difficile de se protéger ?

Cherchons dans les éléments chimiques les doses nécessaires pour détruire un organisme parfaitement constitué.

Combien faut-il de grammes de digitaline, d'acide cyanhydrique, de phosphore, d'aconitine, etc., etc., pour non *guérir*, mais, au contraire, donner sûrement la mort ?

Je ne saurais mieux faire que de citer ici les propres paroles d'un maître dont personne ne pourra récuser le témoignage et dont les considérations nous diront assez haut le cas que nous devons faire de l'action des petites doses.

Le Dr Brouardel, passant en revue dans son ouvrage de l'*Exercice de la médecine* [1] l'action de certains médicaments, nous dit : « La table de Gaubius se rapproche en grande partie de la vérité, mais, cependant, n'est pas rigoureusement exacte. Il est, par exemple, certains médicaments qui ne doivent jamais être prescrits à des enfants, ou qui, si on les prescrit, doivent l'être en quantité véritablement infinitésimale. Je veux parler des préparations opiacées, qui sont *toxiques* chez l'enfant à des doses extrêmement faibles...

« En 1879, je fus commis, avec le professeur Vulpian, au sujet d'un enfant de sept mois, mort au cours d'une rougeole grave, accompagnée de

1. *Exercice de la médecine et le charlatanisme.* Paris, 1879, p. 195

complications pulmonaires, à la suite de l'ingestion d'une potion ainsi formulée :

Eau . . . . 60 gr.
Sulfate d'atropine . . . . . 1 milligr.
Sirop de morphine. . . . 20 gr.

Une cuillerée à café par deux heures.

L'enfant s'assoupit et mourut après avoir ingéré 9 gr. 54 de cette potion.

20 grammes de sirop de morphine contiennent 0 gr. 01 de chlorhydrate de morphine, ce qui fait, en tenant compte de l'acide chlorhydrique et de l'eau de cristallisation, 8 mgr. 1 de morphine. La potion contenait 18 cuillerées à café, une cuillerée à café contenait donc 0 mgr. 45 de morphine. L'enfant était mort après en avoir pris deux cuillerées. Donc il avait ingéré 0 mgr. 90 de morphine.

En rapportant la morphine contenue dans la potion à une quantité équivalente de landanum de Sydenham, on voit que 20 grammes de sirop de morphine correspondent à 0 gr. 648 de laudanum, ce qui fait 24 gouttes. Par conséquent, une cuillerée à café de potion contenait 1/18 de milligramme de sulfate d'atropine et une goutte 1/3 de laudanum de Sydenham.

Et l'on viendra encore se rire des doses infinité-simales. Il ne s'agit pas de donner la mort à celui que l'on soigne, il s'agit bien, au contraire, de rappeler en lui des fonctions régulières plus ou moins profondément troublées !

Il s'agit d'un enfant, direz-vous ? Oui, mais qu'importe si l'on considère l'action réelle et à peu de chose près semblable sur l'adulte.

Voyez plutôt. C'est le D‍ʳ Brouardel qui conte encore[1] : « Un jeune médecin s'était établi dans une commune voisine de Sedan, où se trouvait déjà installé un vieux praticien qui ne semble pas avoir fait à son jeune confrère un affectueux accueil. Un de ses premiers clients fut un jeune homme du pays qui, se trouvant à Paris, avait été pris d'une fièvre typhoïde grave. Après quelques jours de maladie, on le transporta dans son village, et le jeune médecin rédigea l'ordonnance ci-dessous :

Acide salicylique.   .   .   20 gr.

En cinq paquets, un paquet par jour à prendre dans deux heures de temps, de 11 heures à 1 heure, dans de l'eau-de-vie.

« Le malade mourut après l'absorption du premier paquet.

« Le vieux praticien laissa entendre que la mort du malade était due à ce jeune médecin qui, ignorant l'art de formuler, avait donné à son malade, atteint de fièvre typhoïde, une dose de médicament beaucoup trop forte. Des poursuites furent engagées par le parquet.

« Assurément, je trouve cette dose d'acide salicylique excessive, et je ne me risquerais pas à la prescrire à un malade dont les reins ont de grandes chances d'être en mauvais état... »

Enfin, un peu plus loin : « Il est, Messieurs, un certain nombre de substances que le médecin ne doit prescrire qu'avec la plus grande prudence. A ce titre,

1. *Exercice de la médecine*, p. 201.

je vous citerai l'*acide cyanhydrique*, qui est employé en solution à 1 °/₀, mais qui se décompose avec une telle facilité qu'il est impossible, aussi bien au médecin qu'au pharmacien, de savoir la dose exacte de substance toxique qui entrera dans la composition du médicament, suivant que la solution employée sera récente ou ancienne. »

Continuerai-je ces citations? Ne sont-elles pas suffisantes pour nous montrer que les éléments actifs deviennent souvent *nocifs* et non utilisables même à des doses très faibles ! Et nous pouvons rire des infiniment petits !

Songeons, au contraire, combien une substance atténuée, dynamisée je dirais, pénètre facilement dans l'organisme, et combien, au contraire, il y a lutte des organes et de la nature contre l'invasion de la masse. Combien de fois n'a-t-on pas constaté que de pauvres malheureux ayant voulu, pour se détruire, utiliser, par exemple, de fortes doses de laudanum, n'ont pas été empoisonnés, précisément parce que ces doses étaient trop élevées.

Il est donc indiscutablement possible d'obtenir des actions sérieuses, de doses très faibles, de nombreuses substances.

Ne se contentant pas de cette puissance naturelle des éléments, Sauter a cherché à en développer l'activité, surtout dans les produits extraits des végétaux. Frappé de la grande supériorité d'action de l'alcool sur le raisin, et constatant ainsi que l'action du ferment développait des états nouveaux avec nouvelle puissance intense, Sauter entreprit de faire subir aux extraits de plantes cette réaction du ferment. Prenant, par exemple, une quantité déterminée de digitale (plante fraîche), la triturant, la lavant, la soumettant à l'action de ferments naturels, et passant à l'alambic le produit ainsi obtenu, il en extrait une quantité restreinte d'une nouvelle substance qui peut être comparée à la digitale, comme l'alcool ou l'eau-de-vie peuvent être comparés au raisin ou au vin : un verre de cognac représentant un nouvel état d'une quantité considérablement plus élevée de vin et plus encore de raisin, n'agit plus de la même façon que ce vin ou ce raisin et a sous ce petit volume une puissance de pénétration plus que décuplée. Son action se fait sentir instantanément sur les muqueuses et même sur le système nerveux, dont il excite les fibres à un haut point.

Traitant ainsi, et groupant ensemble un certain nombre de produits à action similaire, nous avons obtenu des extraits concentrés. Pour créer des éléments inaltérables, facilement manipulables, identiques dans leur dosage, et dans leur action par conséquent, il a suffi de prendre les extraits concentrés, les mélanger à dose déterminée dans un même récipient, d'en saturer du sucre, de telle façon que chaque molécule de ce sucre soit identiquement composé des mêmes produits, et de cette poudre de sucre comprimée à l'aide d'instruments spéciaux, constituer le granule.

Il s'agit, par exemple, de prendre trois parties d'extrait de digitale, une partie d'extrait de lobelia et deux parties d'extrait de cactus, de les unir intimement dans un même récipient et de constituer ainsi un nouveau composé tellement semblable dans toutes ses parties, qu'il sera impossible de reconnaître les substances multiples le constituant.

Le même fait se produit si, dans un verre, j'unis trois parties d'eau, une partie d'eau-de-vie, une partie de kirsch, dont je saturerai un morceau de sucre.

Le sucre ainsi saturé et cristallisé est réduit à l'état de poudre impalpable, sorte de véritable farine de sucre; cette poudre, comprimée dans des moules exactement calibrés pour contenir chacun 6 milligrammes de sucre médicamenté, donne naissance au petit granule.

Sachant qu'un des grands reproches faits aux spécialités est celui de livrer à la consommation des produits secrets, dont il est par là même impossible de contrôler l'action, nous nous sommes appliqués à donner ici la composition exacte de chacun de nos médicaments. Bien plus nous en analysons chacun des éléments constituants, et celui qui voudra se donner la peine de nous suivre et de bien se rendre compte de la composition d'un granule ou d'un extrait, des produits qui dominent dans chacun d'eux, saura vite reconnaître l'action générale et l'action particulière de toute notre pharmacopée. Il s'agit là d'un travail très minutieux, très détaillé, assez long, mais indispensable à celui qui voudra utiliser, avec succès et avec plaisir, des produits aussi agréables à manier que puissants dans leur action curative.

Les essences mères constituant les extraits, les extraits servant à la formation des granules, nous étudierons en premier lieu les produits dont chaque extrait est composé.

Un point essentiel est de remarquer que toute la

médication générale se rapporte au classement de cinq séries d'extraits :

La série de l'extrait lymphatique.

La série de l'extrait organique.

La série de l'extrait fébrifuge.

La série de l'extrait angioitique.

La série de l'extrait nerveux.

La série d'un extrait mixte formé de partie d'extrait lymphatique et partie d'extrait angioitique est pour cette raison appelé extrait composé.

Chacun de ces extraits a servi à former une classe de granules similaires en composition et dès lors en action, avec cette grande différence que les doses contenues dans les granules ne sont que des doses très atténuées, et par conséquent la base de la médication douce et régulière, de cette médication qui permet d'entreprendre avec succès la reconstitution des tempéraments les les plus viciés dans leurs origines.

De l'extrait lymphatique est née la classe des granules lymphatiques.

De l'extrait organique est née la classe des granules organiques.

De l'extrait fébrifuge est née la classe des granules fébrifuges.

De l'extrait angioitique est née la classe des granules angioitiques.

De l'extrait nerveux est née la classe des granules nerveux.

L'extrait composé n'ayant aucune raison de constituer la base de médicaments autres n'a pas donné naissance à une classe de granules portant son nom.

Nous constatons ainsi que cinq classes d'extraits

constituent toute la base de notre thérapeutique. C'est qu'en effet chacun de ces extraits a une action bien définie, un but absolument fixe. Le premier, l'extrait lymphatique, comme l'on pourra s'en convaincre en étudiant les produits dont il est formé, est un médicament qui reconstitue la vie de la cellule blanche, ou lymphe, soit en apportant à l'organisme des éléments qui en activent la production comme l'acide phosphorique, comme la garance, qui par ses propriétés apéritives et toniques accentue l'œuvre de nutrition, soit en y introduisant des éléments d'épuration comme l'iodure de potassium.

Cette classe d'extrait lymphatique reste donc la grande base de la thérapeutique, car il n'est pas d'organisme chez lequel le travail, les ennuis, les luttes de la vie n'aient fini par amener l'épuisement, l'insuffisance de reconstitution, la mort lente mais sûre : par conséquent pas d'organisme qui n'ait besoin d'être réparé par l'action de ce médicament, l'alimentation journalière ne suffisant pas à garantir cet entretien. Je vais jusqu'à dire que personne ne devrait, s'il était vraiment soucieux de son premier intérêt : la défense de sa vie, *primo vivere*, car tout est là « d'abord *vivre* », ne devrait, dis-je, manquer de prendre chaque jour quelques éléments de ce merveilleux médicament. Ah ! je vous entends : alors on ne doit plus mourir ! J'aurais été heureux et fier de trouver un tel médicament victorieux de la mort. La mort étant un châtiment d'ordre supérieur je n'ai pu malheureusement en arrêter le cours. Mais ce qui est plus terrible que mourir, c'est vieillir, c'est mourir avant le temps, c'est mourir cent fois. Qu'il est beau ! qu'il est enviable ce

superbe vieillard de quatre-vingts, de quatre-vingt-
cinq ans et plus, allant, venant, sans infirmité, vivant
comme tout le monde, du présent, mais revivant un
passé que d'autres n'ont pas encore vécu, qui apporte
la longue série de ses expériences, à ceux qui débu-
tent sur le chemin si difficile de la vie et qui doucement, à la dernière heure de cette belle existence,
s'endort comme s'il terminait une de ses journées
habituelles. Beau soleil couchant qui décore de tons
merveilleux l'horizon qu'il va quitter, nous obligeant
à pousser un seul cri : quel superbe spectacle ! Oh!
que c'est ravissant! La mort dans ces conditions n'est
plus qu'un passage à une autre vie qui celle-là, ne
doit plus se finir : et les produits contenus dans
l'extrait lymphatique peuvent puissamment vous aider
à obtenir une telle fin. Comprenne qui voudra, seul
le sage agira.

Le deuxième de nos extraits : extrait organique a,
lui, un autre mode d'action : il concourt à l'entretien
régulier de la santé, en luttant contre les éléments
infectieux, et Dieu sait, s'ils sont nombreux, soit
comme avec le guaco, en luttant directement contre
l'action des venins, des poisons injectés par morsures,
par piqûres, soit en obligeant certains organes, les
reins par exemple, à activer leur fonction d'élimination, c'est l'œuvre de Baptisia tinctoria, de cytise, de
térébenthine, soit en modifiant la fonction cellulaire
comme condurango, acide silicique, dans la formation
des tumeurs.

Il est donc facile également de comprendre l'immense étendue du champ d'action de cette classe de
médicament. Et dans ma pratique médicale, déjà

longue, je n'ai guère rencontré de nature sur laquelle il n'ait été nécessaire de faire intervenir l'action de ces produits.

La troisième classe, celle de l'extrait fébrifuge n'a pas uniquement, comme son nom semblerait cependant l'indiquer, mission de combattre la fièvre ou les phénomènes fébriles : cette classe renferme en effet des produits qui modifient l'état fiévreux qu'apportent les toxines : c'est l'œuvre du quinquina royal, d'aconit, etc., mais elle contient aussi des éléments d'une grande puissance sur deux organes des plus importants ; j'ai nommé le foie et les reins. Belladone, boldo, coloquinte, etc., sont dans cet ordre d'action.

On trouve donc encore dans cette classe une puissance de restauration générale. Car si les troubles fébriles sont passagers et de simples accidents, les fonctions des reins et surtout celles du foie sont primordiales dans l'équilibre de la santé. Il est bon de rappeler en effet que le foie est le premier organe constitué dans le sein de la mère et qu'il tient sous sa dépendance la base de l'alimentation. C'est un organe des plus actifs, très surmené dans la plus grande généralité des existences et surtout chez ceux qui aiment les boissons fermentées ou les excès de table. Il est donc bien juste d'avoir cherché une médication tout particulièrement appropriée à rétablir l'état sain de cet important organe ainsi que des reins qui, filtrant jour et nuit notre sang, le maintiennent dans l'état de pureté absolue dont il a besoin. Il ne faudra donc pas s'étonner de voir rentrer les extraits fébrifuges dans presque toutes les formules.

La quatrième série d'extraits : extrait angioitique

renferme les médicaments propres à entretenir la bonne fonction du sang. Une part de ces constituants agit sur le sang en activant la circulation par la réglementation du muscle cardiaque : la digitale, le lobélia, le strophantus, etc., sont dans cet ordre d'action ; d'autres éléments agissent sur la bonne constitution du sang en aidant les artères, les veines, les capillaires, à se maintenir dans un équilibre parfait de bonne constitution et de bon fonctionnement ; tels sont l'arnica, le cactus, l'ergot... ; d'autres enfin entretiennent la richesse, la puissance nutritive du sang en portant leur action directement sur le globule du sang : ce sont les vrais reconstituants du sang par ses éléments essentiels, tels sont la pulsatille, la sanguinaire, le fer...

Cette classe des angioitiques est donc, elle aussi, de la plus haute importance dans la médecine générale. Il est bien rare de trouver un corps, dont les fonctions circulatoires ne soient à améliorer, soit en raison de l'organe cœur, soit en raison des vaisseaux qui transportent le sang et par lui la vie jusqu'aux extrémités de notre être, soit enfin en raison de la faiblesse, de la pauvreté du sang lui-même.

Aussi les angioitiques se trouvent-ils presque toujours avec les autres médicaments dans nos différentes formules.

Il reste la cinquième et dernière classe d'extraits qui adaptent leur action à l'état général et dès lors se retrouvent presque toujours, je dirai même toujours, prescrits à nos malades : c'est la classe de l'extrait nerveux. Pour en bien saisir l'importance il est bon de rappeler ici la haute fonction des nerfs dans l'ensemble des actes physiologiques. Depuis la peau jusqu'aux cheveux, depuis le cœur jusqu'aux reins, depuis la respiration jusqu'à la sudation, il n'est pas une partie de notre être, pas un élément de nos fonctions qui ne soient sous la dépendance des nerfs. Une branche excitante, une branche ralentissante viennent, par leur juste équilibre, entretenir l'état de la bonne fonction, fonction normale. Une cause extérieure ou intérieure vient-elle à apporter la perturbation dans cette harmonie, à troubler l'action modératrice par exemple, la branche stimulante prenant la prédominance, les maladies par excès paraissent aussitôt : congestions, inflammations, développements cellulaires exagérés produisant les tumeurs multiples, etc., etc...

Est-ce, au contraire, la branche excitante que vient bouleverser l'ennemi, aussitôt la branche ralentissante prend le dessus et exagère l'état de fonction insuffisante ; alors paraissent les maladies d'épuisement, de langueur, d'atrophies, d'élimination très incomplète, etc., etc.

Grouper dans un traitement des substances capables de lutter contre cette susceptibilité nerveuse, rétablir l'équilibre rompu dans le système nerveux et par lui dans l'ensemble de notre organisme tel est le but de l'extrait nerveux. Ainsi agissent comme calmant la valériane, belladone, passiflore, jasmin jaune, etc., au contraire agissent comme stimulant : café, noix vomique, etc.

Après nous être ainsi rendu compte du choix général, apporté dans le groupement de nos médicaments d'ordre général, nous allons prendre, par le détail, la composition de chacune des séries.

PREMIÈRE SÉRIE

ou
SÉRIE DE L'EXTRAIT LYMPHATIQUE

Scrofulaire, plante fraîche.	50 kil.	75,0
Absinthe, plante fraîche	6 »	9,0
Garance, racine.	5 »	7,5
Asaret du Canada, racine	2 »	3,0
Genévrier, baies	5 »	7,5
Acide phosphórique, I. D.	1 »	1,5
Gentiane, racine fraîche	10 »	15,0
Cresson, plante fraîche.	10 »	15,0
Cochléaria, plante fraîche.	10 »	15,0
Armoise, plante fraîche.	6 »	9,0
Salsepareille, racine	5 »	7,5
Hamamélis, écorce	5 »	7,5
Thuya du Canada, sommités.	5 »	7,5
Damiana, feuilles.	5 »	7,5
Carbonate de chaux	5 »	7,5
Chlorure de sodium	4 »	6,0
Chlorure de calcium	1 »	1,5
Iodure de potassium.	0,2	0,3
Soufre lavé	1 »	1,5
Acide arsénieux	1 »	1,5
Phosphore	1 »	1,5

Étudions maintenant chacun des produits qui composent l'extrait lymphatique et voyons l'action puissante des différentes substances employées :

Scrofulaire. *Scrofularia nodosa L.* (herbe aux hémorroïdes). — Se trouve dans les lieux humides, bois, fossés, etc.
Plus active que la scrofulaire aquatique, elle est comme cette dernière excitante, tonique, purgative, même vermi-

fuge. Nous avons vu des applications simples de feuilles de scrofulaire noueuse faire disparaître en une nuit les plus violentes douleurs hémorroïdales que l'on puisse endurer. Dans l'ancienne thérapeutique, cette plante était d'un usage fréquent contre ce qu'on appelait les *scrofules* (humeurs froides, tuberculeuses). Traitée par les moyens homéopathiques, elle donne un produit d'une grande puissance excitante et dépurative : elle devient la base, l'élément primordial de presque tous les traitements, toutes les maladies apportant avec elles et un *épuisement* fonctionnel, et une sorte d'empoisonnement. Nous ne serons donc pas surpris de retrouver dans toutes nos formules, à des doses plus ou moins élevées suivant les cas, ce médicament fondamental. Voyez plus loin la composition des *L.* ou *Lymphatiques*.

Absinthe. — Plante herbacée qui se retrouve presque dans tous les lieux incultes et sous tous les climats.

Elle renferme une matière azotée très amère (absinthine), une matière azotée presque insipide, une matière résiniforme très amère, une huile volatile verte, des sels de potasse. A dose homéopathique elle est un excellent stimulant des fonctions stomacales, circulatoires, sécrétoires. A dose violente, elle provoque une excitation générale, des contractions nerveuses spasmodiques.

Son action thérapeutique est généralement classée comme tonique, stimulante, fébrifuge, anthelmintique, et diurétique.

Garance. *Rubia tinctorum sativa L.* — Est cultivée pour la teinture industrielle. La thérapeutique moderne lui garde les propriétés de la famille des rubiacées, à laquelle elle appartient. Comme un grand nombre des plantes de cette famille, la garance est puissamment apéritive, tonique, astringente et diurétique. Chez les anciens, cette plante était très sérieusement recommandée dans les *rétentions* d'urine, la dysenterie, les cachexies.

Asaret du Canada. *Asarum Canadense.* — Est un ancien médicament très actif, bien qu'il ait cédé la place à l'ipéca. La racine et les feuilles sont *excitantes*, émétiques, sternutatoires. Gardée un certain temps, la racine perd ses propriétés vomitives ; après six mois, elle n'est plus que légèrement purgative. Après deux ans, même à dose élevée,

1 gr. 50, elle ne purge plus, mais devient **diurétique** et peut être employée comme telle en infusion.

Genévrier. *Juniperus communis.* — Arbrisseau que l'on retrouve dans les lieux incultes, les flancs des montagnes ; plus vigoureux dans les régions chaudes.

Cette plante dégage en brûlant une forte odeur résineuse. Ses fruits à odeur forte mais agréable ont une saveur douceâtre, chaude, thérébinthacée ; leur suc renferme une huile volatile qui s'obtient par distillation, et est incolore, de la cire, de la résine, du sucre, de la gomme, du ligneux et de l'eau.

L'action des doses homéopathiques est stimulante, excitante des fonctions digestives, et diurétique : elle est d'une grande puissance sur le dégagement des gaz.

Acide phosphorique. — Est un puissant reconstituant. Très utile dans les cas d'adynamie, de rachitisme, d'épuisement. Est d'une grande action excitante sur le système nerveux. Il agit également d'une façon indiscutable sur le diabète et la dégénérescence amyloïde des reins.

Gentiane. *Gentiana lutea L.* — Plante du centre et du midi de la France. Sa racine est d'une saveur très amère, renferme du gentianin, principe odorant mais fugace, de la glu, une huile verdâtre, du sucre incristallisable, de l'acide pectique.

Cette racine vient adjoindre son action tonique, fébrifuge, dépurative, vermifuge même à celle de l'absinthe dont il a été parlé plus haut.

A dose élevée elle provoque des pesanteurs à l'estomac et même des vomissements.

Cresson. *Sisymbrium nasturtium L.* — Plante commune dans toutes les petites eaux courantes. Cette plante possède une saveur âcre, vive et brûlante, elle contient de l'iode, de l'hydrochlorate et du sulfate de potassium.

Son action est stimulante, antiscorbutique, diurétique et expectorante sudorifique.

Cochlearia. *Cochlearia officinalis L.* — C'est une plante que l'on retrouve dans les lieux humides au voisinage de la mer et sur les montagnes élevées.

Sa composition est presque celle du cresson et son action vient se joindre à celle de cette dernière plante.

Armoise. *Artemisia vulgaris L.* — Cette plante est vivace et très commune dans tous les terrains mal cultivés, secs, arides, sur les chemins.

Elle est aromatique, quelque peu amère, et contient de la matière azotée, et une huile votatile.

Son action est tonifiante, stimulante, et antispasmodique.

A dose élevée elle provoque des vomissements ; à dose homéopathique elle est un grand sédatif du système nerveux et est spécialement active dans la chorée, les névralgies, les convulsions infantiles, voir même l'épilepsie.

Salsepareille. *Smilax sarsaparilla L.* — A rendu de bons effets dans les affections syphilitiques. Son emploi en homéopathie est surtout indiqué dans la gravelle, le rhumatisme blennorragique, nausées, selles mêlées de sang, envies fréquentes d'uriner, ténesme vésical, prurit généralisé, éruptions ortiées, crampes.

Hamamélis Connue en Amérique sous le nom de *Noisetier de la sorcière.* — Active surtout par son acide gallique et un tanin ; est astringente, hémostatique ; merveilleuse contre la phlébite, les varices et les hémorroïdes.

Thuya du Canada. — Arbre de l'Amérique du Nord, ne doit pas être confondu avec le thuya orientalis ou de Chine plus répandu cependant en France.

La teinture préparée avec les jeunes feuilles renferme une huile essentielle, sorte de térébenthine, de couleur jaune clair, d'odeur forte, de saveur un peu camphrée, légèrement âcre, facilement soluble dans l'alcool et l'éther.

C'est un sudorifique, un diurétique puissant, un expectorant. Il agit énergiquement contre le rhumatisme chronique, la goutte, les maladies vénériennes rebelles.

Damiana. Plante du Mexique dont le nom botanique est *Turnera aphrodisiaca.* — Ses propriétés fortifiantes des systèmes musculaire et nerveux en font un aphrodisiaque très en vogue. Elle est également indiquée contre l'albumine, les pertes séminales. A la dose de 4 à 5 grammes pendant plusieurs jours, elle est laxative ; à plus forte dose, elle provoque un sentiment de douleur dans la région prostatique.

Carbonate de chaux. — Absorbe les acides, combat surtout la tendance constitutionnelle. Hahnemann nous présente ce médicament comme un des plus puissants antiseptiques, surtout dans les cas d'abattement, saignement de nez, défaut d'appétit, pesanteur d'estomac, gonflement du ventre, battements de cœur, lassitude générale, sueur des extrémités. « Il est rare, nous dit-il [1], qu'on puisse répéter avec avantage la chaux chez les personnes âgées, même après d'autres médicaments, et presque jamais on ne la répète immédiatement sans nuire au malade. Mais, chez les enfants, si les symptômes l'indiquent, on peut la répéter plusieurs fois, et d'autant plus souvent qu'ils sont plus jeunes. »

Chlorure de sodium. — En allopathie, à petite dose, est un excitant des sécrétions gastriques, mais n'augmente pas l'acide chlorhydrique. Sans accélérer la digestion stomacale, il favorise l'absorption des substances albuminoïdes. A haute dose (15 à 30 gr.), il fait vomir ou provoque de la diarrhée. Il retarde la coagulation du sang et conserve les hématies, diabète, goutte, lithiase biliaire, scrofule. En homéopathie, suivant toujours les indications du maître : « On prend la soude du commerce [2], on la dissout dans deux parties de son poids d'eau distillée bouillante, on filtre la liqueur, on la laisse cristalliser à la cave et on fait sécher les cristaux sur du papier gris ; puis, avant qu'ils s'effleurissent, on en prend un grain qu'on traite à la manière des autres substances sèches. » Ce médicament donne de bons résultats dans la neurasthénie, anxiété, étourdissements, surdité congestive, pesanteur d'estomac, fermentations intestinales, métrorragie, coryza, toux, asthme, somnolence après les repas, sueurs nocturnes.

Chlorure de calcium. — En allopathie, est employé comme désinfectant ; en solution à 1 pour 12, en injection hypodermique et en lotions ; a des propriétés antivenimeuses efficaces contre les morsures de serpents.

---

1. *Doctrine et traitement homéopathique des maladies chroniques,* page 545.
2. *Doctrine et traitement homéopathique.* III, p. 1.

En homéopathie, il garde les propriétés reconnues au chlorure de sodium, en accentuant surtout l'action stimulante, des voies digestives.

Iodure de potassium. — Est le grand médicament dépuratif, reconstituant, résolutif ; agissant contre le lymphatisme, la syphilis, les humeurs froides, troubles des artères, rhumatisme chronique, antiasthmatique, etc.

Soufre lavé. — En allopathie, le soufre à dose élevée, 8-10 grammes, est purgatif ; à dose plus douce, il est diaphorétique. En applications externes, il est parasiticide. « Pour les usages de l'homéopathie, dit Hahnemann [1], on prend du soufre en bâton, qu'on sublime à feux doux : les fleurs ainsi obtenues sont ensuite lavées avec de l'esprit-de-vin, pour les débarrasser de l'acide qui pourrait y adhérer. »

Ce médicament fait surtout disparaître les accès d'anxiété, mal de tête, faiblesse de mémoire, vertiges, pesanteurs de tête, bourdonnements d'oreilles, éructations de mauvais goût, regurgitation des aliments et des boissons, gastralgie, sueurs exagérées, troubles du sommeil, rêves inquiétants.

Acide arsénieux. — A doses faibles (1 mgr.), en allopathie, stimule l'estomac, active la respiration, améliore la nutrition, hémoglobine, chloro-anémie, syphilis, paludisme, tuberculose, sédatif du système nerveux, névralgies, chorée, asthme, psoriasis, eczéma.

En homéopathie, son action plus douce, plus pénétrante encore, est manifeste dans tous les états de dénutrition, d'épuisement, quelle qu'en soit la cause, et calme merveilleusement les troubles nerveux, accès d'anxiété la nuit, douleurs violentes d'estomac, vomissements après les repas, constipation, paralysie, difficulté d'uriner, angines de poitrine, ulcères.

Phosphore. — A très faible dose, prolongée, développe le système osseux ; les hautes doses au contraire produisent une sorte de rachitisme. Les vapeurs produisent de la périostite ossifiante, puis de la nécrose maxillaire, vomissements, diarrhée, empoisonnement, albuminurie, hématurie.

En homéopathie, il est un des principaux moyens antipso-

1. *Doctrine et traitement homéopathique*, III. p. 501.

riques, son efficacité se prouve surtout dans les cas de dépé-
rissement, faiblesse générale, chute des cheveux, bourdonnements d'oreilles dus à l'anémie, inflammation des yeux,
yeux larmoyants, myopie, nausées le matin, lenteur de
digestion, borborygmes, hémorroïdes, pollutions fréquentes,
faiblesse de poitrine, toux, chatouillements dans la gorge,
palpitations de cœur, engourdissement des extrémités, froid
de pieds permanent, somnolence, sueurs profuses du matin,
vertiges, céphalalgie pressive au front au-dessus des yeux,
afflux du sang vers la tête, saignement de nez. Le phosphore
fait retarder les règles par une action consécutive.

De cette série de médicaments employés à la composition de l'extrait lymphatique a été tirée la combinaison de tous les granules lymphatiques jusqu'au
numéro 6. Les lymphatiques 7 et 8, composés d'éléments entièrement différents, ne se trouvent rattachés
à cette série que pour une question de convenance.
Nous étudierons plus loin les substances qui entrent
dans la composition de ces deux derniers numéros.

Il devient donc très facile de faire une application
judicieuse et bien appropriée de chacun des lymphatiques, en connaissant maintenant les plantes ou les
produits chimiques qui entrent dans leur composition.

Je tiens à bien faire remarquer, une fois pour toutes,
que les différents numéros 1, 2, 3, 4, etc., qui suivent
la dénomination lymphatique, organique, fébrifuge,
angioitique et autres, n'indiquent pas, comme beaucoup de nos malades se le sont trop facilement ima-
giné, un degré plus ou moins élevé en puissance ou
en intensité d'action, et que par conséquent plus on
élève le chiffre, plus on active la médication. Non !
il y a à cette nomenclature chiffrée une raison essentielle, c'est que si la classe des produits qui se trouvent dans le numéro 1 passe dans tous les autres nu-

méros, chaque numéro conserve son action propre,
bien déterminée par l'addition d'extraits qui ne se
trouvent que dans ce numéro. Si des malades dépourvus d'un numéro indiqué sur leur ordonnance tentent
de le remplacer par un autre, qu'ils sachent bien que
le résultat poursuivi ne sera pas obtenu et qu'il y
aura, *pour le moins*, perte de médicament et de temps.
Si un pharmacien peu scrupuleux veut donner un numéro pour un autre, je demande au malade de refuser
nettement et de ne pas utiliser le médicament offert.

Nous attachons une très grande importance à l'observation ci-dessus.

Une fois pour toutes, nous signalerons également le
mode de procéder à la fabrication des granules. Mille
globules pèsent 6 grammes et contiennent les éléments
dont ils sont composés réduits à la troisième dilution
décimale, c'est-à-dire que tous les éléments qui entrent dans la composition d'un numéro sont d'abord
dosés à la deuxième dilution décimale homéopathique
après fermentation et macération.

Une partie de ce premier produit est ensuite mélangé à dix parties de sucre en poudre et donne ainsi
la troisième trituration ou dynamisation décimale.

LYMPHATIQUE 1

Scrofulaire, plante fraîche	0,600 gr.
Absinthe, plante fraîche	0,060 »
Garance, racine	0,100 »
Asaret du Canada, racine.	0,055 »
Genévrier, baies	0,050 »
Acide phosphorique.	0,005 »
Carbonate de chaux	0,010 »
Chlorure de sodium.	0,010 »
Iodure de potassium	0,055 »
Soufre lavé.	0,055 »

LYMPHATIQUE 2

Scrofulaire, plante fraîche.	0,360 gr.
Absinthe, plante	0,035 »
Garance, racine	0,060 »
Asaret du Canada, racine.	0,035 »
Genévrier, baies	0,035 »
Acide phosphorique.	0,003 »
Carbonate de chaux.	0,005 »
Chlorure de sodium.	0,005 »
Iodure de potassium.	0,035 »
Soufre lavé.	0,035 »

Eléments propres :

Chlorure de calcium	0,010 gr.
Gentiane, racine fraîche	0,110 »
Cresson, plante fraîche.	0,110 »
Cochléaria, plante	0,165 »

LYMPHATIQUE 3

Scrofulaire, plante fraîche	0,400 gr.
Absinthe, plante	0,070 »
Garance, racine	0,070 »
Asaret du Canada, racine.	0,030 »
Genévrier, baies	0,030 »
Acide phosphorique	0,004 »
Carbonate de chaux.	0,008 »
Chlorure de sodium	0,008 »
Iodure de potassium	0,030 »
Soufre lavé.	0,030 »

Eléments propres :

Armoise, plante	0,060 gr.
Acide arsénieux	0,001 »
Salsepareille, racine.	0,100 »

LYMPHATIQUE 4

Scrofulaire, plante fraîche	0,410 gr.
Absinthe, plante	0,040 »
Garance, racine	0,080 »

Asaret du Canada, racine. . . . . 0,040 »
Genévrier, baies. . . . . 0,040 »
Acide phosphorique. . . . . 0,004 »
Carbonate de chaux. . . . . 0,010 »
Chlorure de sodium. . . . . 0,010 »
Iodure de potassium . . . . 0,040 »
Soufre lavé. . . . . 0,040 »

Éléments propres :

Phosphore . . . . 0,0001 gr
Damiana, feuilles. . . . . 0,285 »

LYMPHATIQUE 5

Scrofulaire, plante fraîche . . . . 0,430 gr.
Absinthe, plante. . . . . 0,045 »
Garance, racine . . . . 0,090 »
Asaret du Canada, racine. . . . . 0,045 »
Genévrier, baies. . . . . 0,045 »
Acide phosphorique. . . . . 0,004 »
Carbonate de chaux. . . . . 0,010 »
Chlorure de sodium. . . . . 0,010 »
Iodure de potassium . . . . 0,045 »
Soufre lavé. . . . . 0,045 »

Élément propre :

Hamamélis, écorce . . . . 0,230 gr.

LYMPHATIQUE 6

Scrofulaire, plante fraîche . . . . 0,475 gr.
Absinthe, plante. . . . . 0,030 »
Garance, racine . . . . 0,090 »
Asaret du Canada, racine. . . . . 0,050 »
Genévrier, baies . . . . 0,130 »
Acide phosphorique. . . . . 0,005 »
Carbonate de chaux. . . . . 0,010 »
Chlorure de sodium. . . . . 0,010 »
Iodure de potassium . . . . 0,050 »
Soufre lavé. . . . . 0,050 »

Élément propre :

Thuya du Canada, sommités. . . . . . . 0,080 gr.

Nous avons dit plus haut, que pour certaines raisons de convenance, nous avions réuni à la classe des lymphatiques un groupement de médicaments spéciaux, sous le nom de lymphatique 7 et 8 ; nous analyserons, dès maintenant, ces deux spécialités.

LYMPHATIQUE 7

Bryone blanche, racine.	0,165	gr.
Camomille, fleurs.	0,410	»
Chaulmoogra, semences	0,165	»
Garou, écorce.	0,065	»
Foie de soufre, calcaire	0,010	»
Iodure de calcium	0,010	»
Bichlorure de mercure	0,010	»
Soufre lavé	0,165	»

LYMPHATIQUE 8

Bardane, racine	0,165	gr.
Buis, feuilles fraîches.	0,125	»
Ciguë, plante fraîche	0,080	»
Douce-amère, tiges.	0,080	»
Noyer, feuilles.	0,125	»
Genévrier, baies.	0,125	»
Saponaire, racine.	0,080	»
Persil, graines.	0,040	»
Sabine	0,090	»
Iode	0,010	»
Soufre lavé.	0,080	»

Il convient d'étudier chacun des produits constituants ces lymphatiques 7 et 8.

Bryonia alba *L.* plante très répandue dans les buissons, les taillis.

La racine en est la partie la plus riche et seule utilisée ; elle possède une saveur amère et nauséabonde, son principe actif, la bryonine, de la fécule en assez grande quantité, peu de résine, de la gomme, du sous-malate de chaux et de sels de potasse, à dose homéopathique, la bryone est laxative, diurétique, résolutive.

A dose violente elle irrite la muqueuse intestinale, cause des vomissements, de la diarrhée, des sécrétions alvines et abondantes et peut donner la mort.

Camomille. — Renferme une essence verdâtre légèrement acide et suave, qui jouit de propriétés antispasmodiques, stimulantes. Elle est le grand remède des diarrhées infantiles, des convulsions, des crampes. A doses faibles, elle est d'un excellent effet sur le système nerveux sensitif ou excito-moteur ; elle est stomachique et fébrifuge.

Chaulmoogra ou *Gynocardie.* — Est un arbre de très haute taille de la Malaisie et des Indes ; ses graines portent le nom de Chaulmoogre et fournissent une huile spéciale d'un usage courant contre les affections de la peau, et même la teigne.

Garou ou Daphnés. — Arbrisseau très commun dans les lieux incultes du midi de la France. Son écorce est rubéfiante et provoque ainsi des éliminations abondantes par la peau. Mise sur la langue et mastiquée elle paraît d'abord insipide puis laisse bientôt de l'amertume, une sensation de brûlure tenace et insupportable. Elle contient du sucre, de la cire, de l'acide malique, une matière colorante jaune, la daphnine, et une résine très âcre. Ce sont des médicaments violents à dose relativement faible. En homéopathie son action est dépurative, fondante, sudorifique, diurétique.

Foie de soufre calcaire. *Hepar sulfuris.* — Mélange de coquilles d'huîtres pulvérisées et de fleurs de soufre ; est un excitant des glandes de la peau.

Agit surtout contre la syphilis, les furoncles, laryngite, croup bronchites, phtisie, coryza, suppurations, diarrhée. L'hepar sulfuris est une masse jaune ou rougeâtre, poreuse, friable, très peu soluble dans l'eau, avec laquelle il donne un hydrosulfate, ce qui empêche de le prescrire autrement qu'à dose homéopathique.

Iodure de calcium. — A les propriétés de ses composants, l'iode et les calcaires ; se décompose facilement à l'air.

Préconisé dans la syphilis, la scrofule, tuberculose ; aide puissamment, dans cette dernière maladie, à la transformation calcaire des tubercules en voie de ramollissement.

Bichlorure de mercure. — Est véritablement le spécifique de la syphilis ; c'est un antiseptique puissant, un désinfectant, un escharotique. Certaines affections chroniques de la peau, quelques cas rebelles de rhumatisme cèdent à son emploi. Il est également d'un grand effet contre les hydratides et les aff:ctions vermineuses.

Soufre lavé. (Voir page 51.)

Bardane. — La racine seule est employée en pharmacie ; son odeur est désagréable, la saveur en est fade, douceâtre et mucilagineuse Elle contient de l'*inuline*, du *nitrate* et du *carbonate de potasse*. Elle est dépurative, sudorifique, diurétique; convient dans les ulcères syphilitiques, l'asthme, les coliques néphrétiques, la goutte, crachement de sang, comme astringente.

Buis. — Est classé par Charles Musitan au nombre des antivénériens les plus actifs. C'est un excitant sudorifique d'un grand secours dans la goutte, les affections rhumatismales chroniques, les maladies syphilitiques. C'est également un purgatif très énergique et un dangereux emménagogue d'une puissance très grande sur l'utérus.

Ciguë. — Contient la *cicutine*, une huile très odorante, de l'albumine, une matière colorante et des sels. Hippocrate l'employait dans certaines affections utérines. Pline la vante contre les ulcères et les tumeurs. Très utilisée contre les tumeurs squirreuses du sein, du foie, de la rate. Stœrck l'a expérimentée dans le traitement du cancer. A été recommandée dans l'épilepsie ; agit un peu comme la belladone, mais à un moindre degré. La ciguë est recommandée dans les reliquats de *maladies vénériennes*. Zeller la considère comme un excellent topique dans les ulcères syphilitiques. Hunter, Quarin, Cullen, etc., l'ont vu réussir. donnée à l'intérieur, dans des cas où le mercure avait échoué. Cette plante a souvent été utilisée avec succès contre l'*ascite*, due soit à la *péritonile subaiguë* soit à l'engorgement des glandes mésentériques.

Douce-amère. — Rénferme de la solanine, des sels à base de chaux et de potasse. La douce-amère est stimulante, sudorifique, dépurative, légèrement narcotique. Elle est conseillée dans les *affections rhumatismales et vénériennes*, les *dartres*, la *gale*, les scrofules, la phtisie, la goutte, les affections catarrhales chroniques, l'ictère, l'asthme, les convulsions, la coqueluche.

La solanine, principe actif de la plante, a une action anesthésique sur la bulbe et la moelle ; à doses élevées, elle est convulsivante. Elle est employée dans la thérapeutique habituelle comme calmant, dans les névralgies, les tremblements convulsifs, les troubles spasmodiques.

Noyer. — Originaire de Perse. Contient de l'amidon, de la chlorophylle, de l'acide malique, de l'acide citrique, différents sels, grande proportion de tanin, une matière propre âcre et amère. C'est surtout à ces différents éléments qu'on doit attribuer l'action énergique du noyer.

Les différentes parties du noyer sont astringentes, toniques, sudorifiques. Elles sont utilisées contre le lymphatisme, la scrofule, les affections herpétiques, les maladies vénériennes, l'ictère.

« Si le noyer, dit avec raison Bodart, ne se cultivait que
« dans le nouveau monde, nous nous empresserions de le
« ranger sur la ligne des végétaux les plus utiles en méde-
« cine ; mais il croît abondamment autour de nous, et nous
« négligerions encore d'étudier les propriétés de ses diffé-
« rentes parties, si d'illustres praticiens ne tentaient de
« ramener l'attention sur ce végétal précieux et injustement
« abandonné. »

100 grammes de feuilles donnent 25 grammes d'extrait aqueux. Cet extrait est acide et renferme avec les acides citrique et malique du tanin et de l'*inosite*, matière sucrée de même constitution que celle des muscles de l'homme.

Genévrier. (Voir page 51.)

Saponaire. — Contient de la résine. Une substance particulière, d'un brun clair, inodore, soluble dans l'eau, insoluble dans l'alcool, la *saponine* ; de la gomme. Cette plante est tonique, apéritive, diurétique, diaphorétique.

Elle est d'un usage excellent dans les affections cutanées, chroniques, rhumatismales, goutteuses, syphilitiques, l'ictère, l'asthme.

Persil. — Contient un principe gommo-résineux, une huile volatile abondante, surtout dans les graines, l'*Apiol*, d'une saveur piquante est âcre, soluble dans l'éther, le chloroforme, l'alcool, insoluble dans l'eau, une matière grasse incristallisable, de la pectine, du tanin et une matière colorante jaune. C'est un stimulant, un diurétique, un diaphorétique, un emménagogue. Même usage que le genièvre.

Sabine. *Juniperus sabina L.* — Arbrisseau des montagnes du midi de la France, des Alpes; se cultive. Est un très puissant excitant doué d'une saveur âcre, résineuse, amère, d'une odeur forte et désagréable. Cette plante contient de la résine, de l'acide gallique, une huile essentielle, abondante et âcre.

A dose violente elle provoque des hémorragies utérines, des hémoptysies, des congestions, des vomissements, des coliques, le hoquet.

A dose homéopathique c'est un excitant énergique, surtout spécial pour l'utérus. A donné de bons résultats contrôlés par le Dr Sauvan dans le traitement des troubles secondaires de la syphilis.

DEUXIÈME SÉRIE
ou
SÉRIE DE L'EXTRAIT ORGANIQUE

Mouron, plante.	15 kil.	27,0
Condurango, écorce	20 »	36,0
Fucus, vésiculeux.	10 »	18,0
Hamamélis, écorce	20 »	36,0
Morelle noire, plante.	6 »	10,8
Laurier-cerise feuilles	2 »	3,6
Cytise, feuilles et fleurs . . .	1 »	1,8
Reine des prés, plante fraîche . .	15 »	27,0
Hydrastis rhizome	4 »	7,2
Chélidoine, plante fraîche	4 »	7,2
Thuya du Canada, sommités. . .	1 »	1,8
Genévrier, baies	4 »	7,2
Ciguë vireuse	10 »	18,0
Iodure de calcium.	0.5	0,9
Silice	0.5	0,9

Ces substances sont mélangées, broyées avec de l'eau pour former une bouillie claire qu'on laisse fermenter.

Le tout est ensuite passé à l'alambic pour en retirer 20 litres de liquide auxquels sont ajoutés 200 grammes d'essence d'organique 5 préparée par la fermentation et la digestion avec de l'alcool dans les proportions de 1 à 5.

Thérébenthine de Chio. — Les térébenthines sont des mélanges complexes résultant de l'exsudation naturelle ou provoquées des abiétinées. Elle est très fluide, incolore, d'odeur forte et désagréable, très inflammable, insoluble dans l'eau, très peu dans l'alcool, très soluble dans l'éther.

Mouron rouge. *Anagallis arvensis L.* — Est une petite plante très connue et que l'on retrouve dans les champs et dans les jardins. Toute la plante est utilisée. La saveur d'abord douce devient bientôt amère et âcre. Dioscoride l'avait en grande estime et l'utilisait à combattre l'action des venins ; des cancers du sein, l'épilepsie, la goutte et la faiblesse de la vue. Employé à dose massive il peut donner la mort : il produit alors une forte émission d'urines, des convulsions, des contractions du larynx et la paralysie des muscles surtout du bassin et du plexus sacré.

Condurango. — Renferme un mélange de glucosides ou *condurangine*, soluble dans l'alcool, l'eau froide, peu dans l'eau chaude.

C'est un amer et un calmant des douleurs causées par la gastralgie, le cancer ou l'ulcère de l'estomac.

Fait cesser les hémorragies ; est utile contre l'anorexie des phtisiques, le catarrhe gastrique. C'est un puissant stimulant de la digestion.

Fucus vésiculeux. — *Goëmon*, *Algues marines*, *Varec*, *Chêne marin*, sont synonymes. — Renferme une grande proportion d'iode, de soude, de potasse. C'est une plante très commune sur les côtes de France, est longue de 30 à 50 centimètres et est d'un brun verdâtre.

Hamamélis. — (Voir page 52).

Morelle. *Solanum nigrum L.* — Se retrouve communément dans les lieux incultes, sur les décombres, les chemins, etc. A peu de saveur, mais dégage une odeur fétide : elle renferme de la solanine et par ce fait agit puissamment sur le cerveau et sur le système nerveux, bien que moins active que la belladone. A dose homéopathique elle devient un calmant énergique dans les souffrances du cancer, les éruptions cutanées douloureuses (zona), les névralgies chroniques.

Laurier-cerise. *Prunus lauro-cerasus L.* — Est un arbre originaire de l'Asie Mineure acclimaté dans nos jar-

dins. Les différentes parties, feuilles, fleurs, fruits, dégagent
une odeur d'acide cyanhydrique et laissent sur la langue une
saveur amère. Cette plante contient de l'acide cyanhydrique,
du tanin, un principe amer important étudié par Winckler
et dont il rapproche les propriétés de celles de l'amygdaline.

A dose homéopathique cette plante devient un prodigieux
calmant du système nerveux partout où les nerfs plus ou
moins troublés deviennent une cause de souffrances comme
dans l'évolution du cancer, de l'angine de poitrine, de la
tuberculose, de la syphilis, les palpitations, les étouffements.
Si le mal est incurable le soulagement apporté est encore
d'un prix inestimable.

Cytise. *Cytisus laburnum L.* — Est un arbrisseau qui se
rapproche beaucoup du genêt; très toxique il agit surtout
par un alcaloïde qui lui est propre ou *cytisine* et qui se
rencontre dans les diverses parties de la plante, feuilles,
fleurs, fruits. La cytisine est un diurétique puissant.

Reine des prés. *Spiræa ulmaria L.* — Plante que l'on
retrouve dans les milieux humides et sur le bord des ruisseaux. Les feuilles et la racine renferment du tanin, les
fleurs produisent une teinture jaune franc utilisée dans l'industrie. L'odeur aromatique et pénétrante que dégagent les
fleurs est due à une essence composée surtout d'hydrure de
salicyle, essence qui est également la base de son action
thérapeutique.

Elle est ainsi diurétique, sudorifique, astringente et toxique.

Hydrastis. *Hydrastis canadensis L.* — Plante du Canada.
et des Etats-Unis. Le rhizome d'hydrastis contient trois alcaloïdes : 1° l'hydrastine, cristaux incolores, amers, solubles
dans l'alcool et l'éther, insolubles dans l'eau, dont l'action
se fait sentir sur les sécrétions des reins et la muqueuse
utérine ; 2° la *berbérine* que l'on retrouve également dans la
racine de *colombo* : 3° la canadine.

Tonique et diurétique.

Chélidoine. *Chelidonium majus L.* — Plante vivace et
qui se rencontre partout sur les ruines, les rochers, les lieux
incultes. Elle dégage une odeur désagréable d'œuf pourri ;
contient un suc jaune, caustique, âcre, et qui renferme le

principe actif de la plante. On y trouve une substance résineuse, du citrate de chaux, du phosphate calcaire, de l'acide
malique libre, du nitrate et de l'hydrochlorate de potasse, de
la silice, enfin une matière blanche cristalline, *la chélidonine*,
son principe toxique.

A dose homéopathique la chélidoine devient **excitante**, diurétique et laxative.

Thuya du Canada. (Voir page 52).

Genévrier. (Voir page 51.)

Ciguë. (Voir page 61.)

Iodure de calcium. (Voir page 60.)

Acide silicique. — Médicament homéopathique très
apprécié, portant son action sur les altérations organiques,
les épuisements. les dénutritions osseuses, vertiges, maux de
tête, pertes séminales, etc.

De cette série est née la classe des granules organiques, dont voici la composition propre et qui permettra au docteur de voir l'utilisation possible dans
les différents cas à traiter.

Organique 1

Mouron, plante	0,260 gr.
Condurango, écorce.	0,225 »
Fucus vésiculeux, plante.	0,110 »
Hamamélis, écorce	0,215 »
Morelle noire, plante	0,110 »
Laurier-cerise, feuilles	0,040 »
Cytise, feuilles et fleurs	0,020 »
Silice	0,020 »

Cet organique 1 devient la base de toute la série
et se retrouve pour une part dans tous les autres
numéros.

ORGANIQUE 2

Mouron, plante . . . .   0,160 gr.
Condurango, écorce. . . . .   0,150 »
Fucus vésiculeux, plante. . . . . . .   0,065 »
Hamamélis, écorce . . . .   0,135 »
Morelle noire, plante . . . .   0,065 »
Laurier-cerise, feuilles. . . . . . .   0,025 »
Cytise, feuilles et fleurs . . . . . .   0,015 »
Silice . . . .   0,015 »

Eléments propres :

Térébenthine de Chio . . . .   0,060 gr.
Reine des prés, plante fraîche. . . . .   0,310 »

ORGANIQUE 3

Mouron, plante . . . .   0,140 gr.
Condurango, écorce. . . . .   0,130 »
Fucus vésiculeux, plante. . . . . . .   0,065 »
Hamamélis, écorce . . . .   0,115 »
Morelle noire, plante . . . .   0,065 »
Laurier-cerise, feuilles. . . . . . .   0,025 »
Cytise, feuilles et fleurs . . . . . .   0,015 »
Silice . . . .   0,015 »

Eléments propres :

Ciguë, plante . . . .   0,110 gr.
Hydrastis rhizome . . . .   0,290 »
Iodure de calcium . . . .   0,030 »

ORGANIQUE 4

Mouron, plante . . . .   0,215 gr.
Condurango, écorce. . . . .   0,185 »
Fucus vésiculeux, plante. . . . . . .   0,090 »
Hamamélis, écorce . . . .   0,180 »
Morelle noire, plante . . . .   0,090 »
Laurier-cerise, feuilles. . . . . . .   0,035 »
Cytise, feuilles et fleurs . . . . . .   0,020 »
Silice . . . .   3,020 »

Elément propre :

Chélidoine, plante . . . .   0,165 gr.

ORGANIQUE 5

Mouron, plante	0,180 gr.
Condurango, écorce.	0,185 »
Fucus vésiculeux, plante	0,085 »
Hamamélis, écorce	0,150 »
Morelle noire, plante	0,075 »
Laurier-cerise, feuilles	0,030 »
Cytise, feuilles et fleurs	0,015 »
Silice	0,015 »

Eléments propres :

Hydrastis, racine.	0,280 gr.
Térébenthine de Chio	0,015 »

ORGANIQUE 6

Mouron, plante	0,215 gr.
Condurango, écorce	0,180 »
Fucus vésiculeux, plante.	0,090 »
Hamamélis, écorce	0,175 »
Morelle noire, plante	0,090 »
Laurier-cerise, feuilles.	0,035 »
Cytise, feuilles et fleurs	0,020 »
Silice	0,020 »

Eléments propres :

Thuya du Canada, sommités.	0,075 gr.
Genévrier, baies	0,080 »

ORGANIQUE 7

Mouron, plante	0,250 gr.
Condurango, écorce	0,215 »
Fucus vésiculeux, plante.	0,105 »
Hamamélis, écorce	0,210 »
Morelle noire, plante	0,105 »
Laurier-cerise, feuilles.	0,040 »
Cytise, feuilles et fleurs	0,020 »
Silice	0,020 »

Elément propre :

Formiate de soude	0,035 gr.

Il convient d'attirer l'attention et du praticien et des simples malades sur l'élément propre qui *vient modifier l'action* et antimicrobienne et dépurative des organiques précédents. Les organiques 7, 8 et 9 ont en effet chacun une fin spéciale, un but reconstituant. Les formiates sont de très énergiques stimulants de la fonction nutritive générale, et en y adjoignant les sels sodiques, de chaux et de fer, on obtient des produits reconstituants de première importance.

Le sel sodique est le plus employé des formiates. Il agit surtout sur le système musculaire, et dès lors peut-être d'un effet salutaire quand le muscle cardiaque faiblit et devient insuffisant pour entretenir une circulation normale : les vaisseaux sanguins, les tuniques gastro-intestinales, le muscle vésical, sont autant d'éléments sur lesquels ce formiate de soude peut porter ses bienfaits. C'est à la fois un tonique et un diurétique ainsi qu'il fut constaté par Clément, Garrique, Huchard et autres, qui le préconisèrent contre la neurasthénie, le diabète, les convalescences languissantes, l'anémie générale, la faiblesse sénile, etc. Il serait cependant erroné de nous croire en présence d'un tout nouvel agent thérapeutique. Depuis des siècles déjà l'acide formique jouait un grand rôle dans la médecine populaire. Mais ce médicament était, comme beaucoup d'autres, tombé dans l'oubli, lorsqu'en 1904 il en fut tiré par les travaux de Clément. Il redevint pour trois ou quatre ans le remède à la mode contre tous les maux réels ou imaginaires, perdit à nouveau son prestige et fut presque accusé de produire des effets entièrement opposés à ceux qui avaient été prônés tout d'abord.

Fleig en effet, non seulement ne put confirmer les affirmations de Clément, mais en arriva à constater au contraire une diminution rapide de la tonicité musculaire sous l'influence des formiates.

Un seul point dans les expériences avait été négligé. On oubliait que les doses massives allopathiques étaient seules causes de l'insuccès. La loi de l'homéopathie était confirmée une fois de plus. Ce qui à dose trop forte accentuait le trouble et diminuait l'énergie musculaire, à dose homéopathique redonnait la puissance et la vie. Pourquoi donc toujours se refuser à comprendre que l'atténuation de la dose d'un remède en augmente l'efficacité en le rendant plus assimilable? Pourquoi toujours les doses qui fatiguent ou même détruisent, et non les doses que la nature accepte facilement et utilise sans lutte à sa reconstitution?

ORGANIQUE 8

Mouron, plante	0,215 gr.
Condurango, écorce	0,185 »
Fucus vésiculeux, plante	0,090 »
Hamamélis, écorce	0,175 »
Morelle noire, plante	0,090 »
Laurier-cerise, feuilles	0,030 »
Cytise, feuilles et fleurs	0,020 »
Silice	0,020 »

Éléments propres :

Chélidoine, plante	0,145 gr.
Formiate de chaux	0,030 »

Dans cet organique 8 le formiate de chaux vient constituer un élément de restauration de premier ordre pour le système osseux.

ORGANIQUE 9

    Mouron, plante . . . .   0,190 gr.
    Condurango, écorce. . . . .   0,130 »
    Fucus vésiculeux, plante. . . . . . .   0,080 »
    Hamamélis, écorce . . . .   0,145 »
    Morelle noire, plante . . . .   0,080 »
    Laurier-cerise, feuilles. . . . . . .   0,030 »
    Cytise, feuilles et fleurs . . . . . .   0,015 »
    Silice . . . .   0,015 »

Eléments propres :

    Hydrastis, racine. . . . .   0,215 gr.
    Thérébentine de Chio . . . .   0,055 »
    Acide arsénieux . . . .   0,0002 »
    Formiate de fer . . . .   0,025 »

Comme on le constatera cet organique 9 est un de nos principaux reconstituants. Le formiate de fer vient diriger l'action de ce médicament vers la reconstitution des globules rouges du sang, et en fait le remède par excellence de l'anémie à tous ses degrés.

ORGANIQUE 10

    Mouron, plante . . . .   0,180 gr.
    Condurango, écorce. . . . .   0,160 »
    Fucus vésiculeux. . . . .   0,080 »
    Hamamélis, écorce . . . .   0,155 »
    Morelle noire, plante . . . .   0,075 »
    Laurier-cerise, feuilles. . . . . . .   0,030 »
    Cytise, feuilles et fleurs . . . . . .   0,015 »
    Silice . . . .   0,070 »

Eléments propres :

    Salsepareille, racine. . . . .   0,220 gr.
    Acide arsénieux. . . . .   0,0004 »

TROISIÈME SÉRIE

ou

SÉRIE DE L'EXTRAIT FÉBRIFUGE

Aconit, plante fraîche	10 kil.	17,0
Jasmin jaune, racine.	4 »	6,8
Quinquina royal, écorce	20 »	34,0
Boldo, feuilles	2 »	3,4
Gentiane, racine fraîche	20 »	34,0
Camomille, fleurs	20 »	34,0
Reine des prés, plante fraîche . .	10 »	17,0
Frêne, écorce	4 »	6,8
Ipéca, racine.	4 »	6,8
Eucalyptus, feuilles	10 »	17,0
Belladone, feuilles fraîches . . .	1 »	1,7
Quebracho, écorce.	20 »	34,0
Coloquinte, fruits	2 »	3,4
Sumac vénéneux, plante fraîche. .	4 »	6,8
Podophylle, racine	2 »	3,4

Aconit. — Renonculacée des régions montagneuses. L'aconit contient un alcaloïde cristallisable, l'*aconitine* et quatre amorphes, la *nappeline*, l'*homonapelline*, l'*aconine*, l'*isoaconitine*.

L'aconitine excite d'abord la sensibilité générale et spéciale, puis la fait tomber; elle semble agir plus particulièrement sur le trijumeau. Elle amplifie les contractions du cœur pour les rendre intermittentes et les suspendre ensuite. Elle élève ainsi la température, puis l'abaisse. Elle donne la mort en paralysant la respiration.

C'est un puissant sédatif du système nerveux, surtout dans les amygdalites, laryngites, bronchites aiguës, congestions pulmonaires, névralgies, et surtout névralgies faciales, rhumatisme articulaire aigu, goutte, coqueluche, asthme.

Jasmin jaune. — Arbrisseau de la Virginie; renferme comme principe actif la *gelsémine*, dont l'action paralyse les extrémités des nerfs moteurs et sensitifs : elle dilate la pupille, abaisse la température, affaiblit le pouls, et peut donner la mort par asphyxie.

C'est un puissant calmant du système nerveux, surtout dans le tic douloureux de la face.

Quinquina royal. — Médicament connu dès 1737 et apporté pour la première fois de Quito par l'astronome M. de la Condamine. Il existe un grand nombre d'alcaloïdes extraits du quinquina ; les principaux sont : *quinine, quinidine,* cinchonine, cinchonidine, quinomine, cinchonamine. Il renferme également des *acides,* entr'autres l'acide *quinique* et l'*acide quinonique,* une huile volatile, une matière cireuse.

C'est un astringent, un tonique vaso-constricteur, anti-fébrifuge. S'emploie surtout dans les fièvres intermittentes, dyspepsie flatulente, gastralgie, diarrhée, névralgies, ictère. coliques hépatiques, goutte, rhumatisme, maladie de Ménière, coqueluche.

Boldo. — Petit arbre du Chili, genre des Lauracées dont les feuilles renferment dans la proportion de 25 milligrammes pour 1 kilogramme de feuilles, un alcaloïde, la Boldine, son principe actif et dont le premier effet est de modifier les fonctions de sécrétion du foie et la composition même de la bile. Très utile pour combattre les congestions du foie, les coliques hépatiques, les dyspepsies chroniques, les fièvres intermittentes, etc.

Gentiane. (Voir extrait lymphatique.]

Camomille. (Voir page 60.)

Reine des prés. (Voir extrait organique.]

Frêne. *Fraxinus excelsior L.* — Arbre dont toute l'Europe est l'habitat. Ses feuilles donnent au lait des animaux qui s'en nourrissent une saveur désagréable. L'écorce, les feuilles, les fruits sont utilisés. La décoction des feuilles et celle de l'écorce noircit par le sulfate de fer. Ces parties renferment une forte proportion de tanin, un principe actif baptisé du nom de *Frascinine* par Mandet, pharmacien à Tarare et qui s'est particulièrement attaché à découvrir les propriétés de cet arbre. Cette frascinine n'est pas un alcaloïde, mais un principe amer combiné à un acide tannique dans lequel se trouvent concentrée toute la puissance fébrifuge de l'écorce de frêne. Elle est en même temps tonique et astringente.

La semence de frêne à dose élevée est purgative ; à dose plus douce elle est seulement diurétique.

Cette plante donne un excellent résultat dans le traitement chronique des rhumatismes et de la goutte.

Ipécacuanha. — Rubiacée du Brésil dont les racines à odeur forte et nauséeuse laissent une saveur amère et âcre sur la langue.

Cette plante renferme une huile volatile, nauséabonde, très irritante ; elle renferme également du tanin, deux alcaloïdes *la cephaeline*, principe vomitif, et l'*émétine*, principe expectorant.

Est d'un excellent effet dans les hémoptysies, hématémèses, la dysenterie : entre dans la formule de la *poudre de Dover*, sudorifique. On peut utiliser ce médicament dans les inflammations des bronches, contre l'asthme et contre la coqueluche.

Eucalyptus. *Eucalyptus globulus L.* — De la famille des Myrtacées, est un arbre géant des régions australiennes et parfaitement acclimaté dans nos régions du midi de la France et surtout en Corse : il se retrouve en Italie.

La feuille de l'eucalyptus a une odeur forte et balsamique surtout après avoir été froissée ; sa saveur d'abord aromatique chaude et amère, laisse ensuite une douce sensation de fraîcheur spéciale.

C'est que cette feuille contient, avec une part d'acide tannique, d'acide gallique, une certaine *essence* à composition complexe mais où domine l'eucalyptol, liquide incolore qui redonne à peu de chose près une impression de camphre et de menthe. C'est un antifermentescible énergique, un antiseptique, un fébrifuge puissant.

Belladone. *Atropa belladona L.* — Est une Solanée très toxique qui croît sur les montagnes ; dans les fossés ombragés, sur les haies, les décombres, etc., dans les climats chauds et tempérés. Elle est d'une odeur vireuse caractéristique, laisse une saveur âcre et nauséabonde. Elle contient une matière résineuse soluble dans l'alcool, du sulfate, du chlorhydrate et du suroxalate de potasse; de l'oscalate de chaux, du fer et de la silice. Mais son élément le plus actif est un alcaloïde violent, l'*Atropine* et que l'on trouve surtout dans les racines.

A dose élevée la belladone tue en donnant des nausées, des vomissements, sécheresse de la gorge, anxiété, cardialgie, coliques, éblouissements, vertiges, rougeurs des conjonctives, hébétude du regard et de la face, délire souvent gai, loquacité, sorte d'ivresse, contorsions extraordinaires, convulsions, trismus, raideur tétanique; respiration courte et précipitée, incontinence d'urine, faiblesse de pouls, froid des extrémités, prostration générale qui se termine par la mort.

Ces troubles nous font aisément comprendre le rôle important que les préparations homéopathiques de cette plante peuvent jouer dans la thérapeutique. Ces doses infinitésimales deviennent un calmant profond du système nerveux, un modérateur des sécrétions générales; un calmant des douleurs en général, et particulièrement des névralgies proprement dites, des rhumatismes, des fissures anales, des hémorroïdes, des convulsions; ralentit les spasmes de coqueluche, de l'asthme, de l'épilepsie.

Quebracho. — Arbre de l'Amérique du Sud, des Cordillères. Contient l'*aspidospermine* et la *québrachine*, alcaloïdes dont l'action ralentit les mouvements respiratoires en augmentant leur amplitude ; abaisse la température et modère les battements du cœur.

C'est un fébrifuge très utilisé en Amérique, un antidyspnéique d'un très heureux effet dans les crises d'asthme et d'emphysème.

Coloquinte. — Fruit d'une Cucurbitacée du Levant, des îles de l'Archipel et cultivée en Espagne, le Cucumis colocynthis L. : il est amer, nauséabond, très désagréable et contient une huile épaisse, des principes résineux et son élément actif la Colocynthine, substance amorphe, rougeâtre. Son action est purgative.

Sumac. — Thérébinthacée. Arbuste d'Amérique du Nord. Se retrouve dans les bois et les lieux humides du midi de l'Europe et de France. Toute la plante contient un suc brun-jaunâtre, d'odeur pénétrante et nauséeuse. Les émanations de la plante, à certaines époques de l'année, suffisent pour produire une tuméfaction et une inflammation du derme avec vésicules et suintements.

Son action est utilisable dans le rhumatisme, la goutte, les névralgies, les affections de la peau.

Podophylle. — Berbéridée de l'Amérique du Nord. On a isolé de son rhizome une résine, la *podophylline*, substance complexe, dont l'action purgative donne de bons résultats en excitant la sécrétion biliaire. Coliques hépatiques, ictère, constipation due à l'arrêt des fonctions biliaires, fièvres.

Connaissant les produits qui entrent dans la composition de l'extrait fébrifuge il nous sera très simple d'approprier au Fébrifuge 1 et au Fébrifuge 2 les conditions de leur emploi dans la clinique.

FÉBRIFUGE 1

Aconit, plante fraîche	0,120 gr.
Jasmin jaune, racine	0,045 »
Quinquina royal, écorce	0,240 »
Boldo, feuilles	0,025 »
Gentiane, racine fraîche	0,120 »
Camomille, fleurs	0,240 »
Reine des prés, plante fraîche	0,120 »
Frêne, écorce	0,045 »
Ipéca, racine	0,045 »

FÉBRIFUGE 2

Aconit, racine	0,200 gr.
Eucalyptus, feuilles	0,200 »
Belladone, feuilles fraîches	0,040 »
Quebracho, écorce	0,400 »
Coloquinte, fruits	0,040 »
Sumac vénéneux, plante fraîche	0,080 »
Podophylle, racine	0,040 »

QUATRIÈME SÉRIE
OU
SÉRIE DE L'EXTRAIT ANGIOITIQUE

Digitale, feuilles fraîches	5 kil.	9,75
Camomille, fleurs et plantes. . .	10 »	19,50
Strophantus, graines fraîches . .	1 »	1,95
Lobélie enflée, plante	1 »	1,95
Cactus grandiflora	1 »	1,95
Ergot de seigle	2 »	3,90
Pulsatille noire, plante.	5 »	9,75
Bourse pasteur, plante.	10 »	19,50
Arnica, fleurs	60 »	117,00
Gratiole, plante	2 »	3,90
Millefeuille, plante	3 »	5,85
Muguet, plante fraîche.	5 »	9,75
Sanguinaire du Canada, racines. .	1 »	1,95
Phytolaque, racine fraîche . . .	1 »	1,95

En étudiant les propriétés de chacun de ces composants nous constaterons l'effet énergique de cet extrait et de ses dérivés le A^1, A^2, A^3.

Digitale. — Plante très commune renfermant des principes d'une grande activité. Ce sont les glucosides suivants :

a) La digitonine, poudre blanche amorphe soluble dans l'eau.

b) La digitaléine, soluble dans l'eau également, partiellement soluble dans le chloroforme et soluble dans l'alcool.

c) La digitaline allemande, insoluble dans l'eau, produit granulé, amorphe, soluble dans l'alcool, presque insoluble dans le chloroforme.

d) La digitoxine, insoluble dans l'eau, soluble dans le chloroforme.

La digitoxine a une tonicité supérieure aux digitalines françaises.

La plante ingérée a d'abord une action stimulante sur les organes digestifs, sur le système nerveux, sur les organes sécréteurs, le cœur.

A dose modérée, la digitale stimule l'estomac, augmente instantanément l'action du cœur, pour devenir ensuite contro-simulante.

A petite dose répétée, la digitale diminue la fréquence du pouls, active les sécrétions urinaires, excite même parfois la salivation et la sueur.

Camomille. (Voir page 60.)

Strophantus. — Arbuste de l'Asie, de l'Afrique tropicale et du Cap. Plante grimpante. La graine seule est utilisée et possède une saveur d'abord douce, puis extrêmement amère Elle renferme la strophantine, principe cristallisable dont l'action sur le cœur est plus durable et plus rapide que celle de la digitale. Le pouls augmente d'amplitude et de régularité, sans perdre de fréquence. C'est un excellent diurétique par action irritante sur le rein, mais ne produit pas de diurèse Très utile en cas de faiblesse **cardiaque dans** les maladies fébriles.

Lobélie enflée. — Plante annuelle de l'Amérique du Nord, de saveur âcre et brûlante rappelant celle du tabac. Son principe actif est la *lobéline*, émétique très puissant, qui rend la plante expectorante et d'une grande utilité dans le traitement des inflammations de poitrine et des bronches. Très puissante également contre l'asthme et contre la coqueluche.

Cactus grand. — Fleurs du Pérou, est un succédané de la digitale et paraît agir plus particulièrement sur les vaisseaux sanguins. Action marquée sur les palpations nerveuses, l'angine de poitrine, lésions alvulaires.

Ergot de seigle. *Secale Cornutum.* — Sorte de champignon formant une excroissance allongée qui croît sur les épis au détriment de l'ovaire qui avorte. L'humidité des années pluvieuses aide beaucoup son développement. Il a une forme allongée, recourbée, lui donnant une certaine analogie avec l'ergot du coq. Presque quatre fois plus volumineux que le grain de seigle, il a de 14 à 18 millimètres de longueur. Il dégage une odeur vireuse, une saveur amère et contient une huile grasse, de la cérine, de l'ergotine, de la mannite, de l'albumine, de la fougine, du phosphate de potasse, de chaux, et silice.

L'ergotine est le principe le plus actif à haute dose, il agit sur le système nerveux puis sur les muscles. On constate de la dilatation des pupilles, de la céphalalgie, des vertiges, des démangeaisons, de la prostration, de l'engourdissement. Mélangé au pain il produit des convulsions ou la gangrène.

A dose homéopathique il devient un calmant puissant; un de nos meilleurs hémostatiques par son action nerveuse sur les vaisseaux sanguins: il agit rapidement sur l'utérus inerte qui ne se contractant pas expose la vie de la mère par des hémorragies incoercibles. Il est un stimulant de grande importance dans les paraplégies, lorsqu'il n'y a pas altération profonde ni compression de la moelle. Elle ralentit la circulation et régularise le pouls, baisse la température. C'est également un vaso-constricteur et qui par suite combat énergiquement les congestions, les inflammations, les douleurs méningées consécutives à la forte tension artérielle et veinause, etc., etc.

Pulsatille noirâtre. *Pulsatilla nigricans L.* — Croît dans les lieux sablonneux de France, les prés secs. Ne doit pas être confondue avec la *Pulsatille vulgaire* qui ne fleurit qu'au printemps pendant que l'autre fleurit à l'automne seulement. On utilise toute la plante qui bien que sans odeur a un principe âcre dans toutes ses parties mais surtout dans les feuilles : c'est l'anémonine que Gmelin, dans sa chimie organique, a classé parmi les matières camphrées sous le nom de *camphre de l'anémone.* A dose élevée la pulsaltille cause une forte inflammation à l'estomac, et est un stupéfiant énergique. A dose homéopathique nous en obtenons un remontant qui permet de combattre la chlorose, l'amenorrhée, les inflammations variées surtout des bronches, les névralgies, la paralysie.

Bourse pasteur. *Thlaspi bursa pastoris L.* — Est une plante des plus communes, le long des chemins, dans les champs, etc., sans odeur, à saveur quelque peu cuisante, renferme un principe résineux amer et du tanin. Elle est astringente et diurétique. Elle contracte les vaisseaux sanguins ; ralentit les sécrétions des muqueuses intestinales (diarrhées, dysenteries); a été regardée comme spécifique dans l'*hématurie*.

Arnica. *Arnica montana L.* — Plante vivace recherchant les sommets élevés froids, humides du centre et du midi de la France, Alpes, Cévennes, Pyrénées, etc. Ses fleurs fraîches dégagent une odeur aromatique qui va jusqu'à déterminer l'éternuement : leur saveur est âcre, amère, chaude. Elles renferment une résine odorante, la cytisine, matière nauséabonde et vomitive, de l'acide gallique, une matière colorante jaune, de la gomme, des sels de potasse et de chaux, l'*arnicine* qui en est le principe le plus actif. A forte dose l'arnica irrite les voies digestives, puis produit une forte excitation cérébrale et musculaire, de la cardialgie, des démangeaisons, des nausées, des vomissements, de la salivation, des sueurs froides, des tremblements, des convulsions, de la dyspnée, du délire.

A dose faible l'arnica devient un grand calmant du système nerveux et a beaucoup d'analogie avec l'action de la noix vomique.

Gratiole. *Gratiola officinalis L.* — Est une plante vivace qui recherche les lieux humides et appartient à la famille des Scrofulariacées. On utilise les racines et la tige. Ne perd aucune de ses propriétés en séchant. Elle est sans odeur mais laisse au goût une saveur amère, nauséeuse. Ses principes sont : une matière résineuse très amère, éméto cathartique violent ou *Gratioline*, une gomme brune, un acide, du phosphate et de l'oxalate de chaux, de la silice. Comme purgatif c'est le meilleur succédané du Jalap et du séné. A forte dose c'est un irritant violent des muqueuses et empoisonne à la façon de tous les drastiques. A dose homéopatique il est un excellent dégageant des congestions, des engorgements favorisant la digestion et activant la circulation.

Millefeuille. *Achillea millefolium L.* — Herbe vivace très répandue dans tous les milieux incultes Très connue et très utilisée par les anciens puisque son nom lui vient d'Achille qui s'en servit pour traiter les blessures de ses guerriers, est aujourd'hui trop négligée. On utilise toute la plante. Son odeur est aromatique, sa saveur est astringente, amère. Sa racine fraîche dégage une odeur de camphre due à une huile volatile : son principe actif est l'achilléine. Substituée au houblon dans la fabrication de la bière elle rend celle-ci très enivrante. Elle est tonique, stimulante, antispasmodique et emménagogue. Régularise les règles, calme les nerfs, les convulsions : est d'une grande efficacité contre les hémorragies, les hémoptysies rebelles.

Muguet. *Convallaria maialis L.* — Petite plante commune dans les bois que tout le monde connaît pour ses fleurs odorantes. On utilise toute la plante qui laisse une saveur âcre, amère, nauséeuse. Elle renferme deux glucosides, un cristallisé, la *convallarine* et un amorphe la *convallamarine* qui est un tonique cardiaque et un diurétique énergique. A faible dose il ralentit le cœur, mais en augmente l'énergie ; il ralentit mais augmente l'amplitude des mouvements respiratoires. A dose massive il arrête et le pouls et la respiration. La convallarine est un drastique assez puissant qui permet d'employer cette plante comme purgatif violent.

Sanguinaire du Canada. *Sanguinaria canadensis L.* — Est une plante du nord de l'Amérique septentrionale de la famille des Papavéracées, contenant un sucre rouge âcre et narcotique qui agit sur le pneumo-gastrique, est émétique, et stimulant de la circulation. Sa racine contient la sanguinarine, son principe actif, et qui comme la digitale diminue le nombre des battements du cœur.

Phytolaque. *Phytolacca decandra L.* — Type de la famille des Phytolacaccées vulgairement appelé *raisin d'Amérique* et dont le suc sert du reste à colorer certains vins. Sa racine renferme un principe purgatif et est un décongestionnant des muqueuses intestinales ; très utilisé à l'étranger pour combattre les hémorragies intestinales, les hémorroïdes.

De cette série d'extrait angioïtique sont sortis les A¹, A², A³, dont la composition que nous allons faire connaître ci-dessous permettra l'utilisation facile de chacun d'eux dans les différents cas de troubles circulatoires.

A. 1

Digitale, feuilles fraîches.	0.150 gr
Camomille, fleurs et plantes fraîches . .	0 280 »
Strophantus, graines	0 030 »
Lobélie enflée, plante.	0,030 »
Cactus grandiflora	0.030 »
Ergots de seigle	0,050 »
Pulsatille noire, plante	0,150 »
Bourse à pasteur, plante fraîche	0,280 »

A. 2

Digitale, feuilles fraîches.	0,065 gr.
Camomille, fleurs et plantes fraîches . .	0,130 »
Strophantus, graines	0,015 »
Lobélie enflée, plante	0,015 »
Cactus grandiflora	0,015 »
Ergot de seigle	0,025 »
Pulsatille noire, plante.	0,075 »
Bourse à pasteur, plante fraîche	0,150 »

Eléments propres :

Arnica, fleurs	0,280 gr.
Gratiole, plante	0,080 »
Millefeuille, plante	0,150 »

A. 3

Digitale, feuilles fraîches.	0,110 gr.
Camomille, fleurs et feuilles fraîches . .	0,235 »
Strophantus, graines	0,025 »
Lobélie enflée, plante	0,025 »
Cactus grandiflora	0,025 »
Ergot de seigle	0,045 »
Pulsatille noire, plante	0,110 »
Bourse à pasteur, plante.	0,230 »

Eléments propres :

Muguet, plante fraîche.	0,120 gr.
Fer, poudre.	0,025 »
Sanguinaire du Canada, racines. . . .	0,025 »
Phytolaque, racines fraîches	0,025 »

CINQUIÈME SÉRIE
ou
SÉRIE DE L'EXTRAIT NERVEUX

Bien que non livré sous forme liquide ou d'extrait, nous ferons figurer ce médicament dans la catégorie des extraits parce que comme eux il vient apporter son action importante à une branche des plus étendues et d'ordre général dans les fonctions de l'organisme humain, c'est-à-dire le système nerveux.

L'analyse de tous ses constituants nous fera mieux comprendre l'importance de ce médicament.

N.

Jasmin jaune, racine	0,090 gr.
Valériane, racine.	0,045 »
Damiana, feuilles	0,090 »
Café, graines	0,045 »
Armoise, plante	0,225 »
Arnica, plante fraîche.	0,250 »
Noix vomique.	0,090 »
Mélisse, plante	0,045 »
Belladone, feuilles fraîches	0,120 »

Jasmin jaune. (Voir page 71.)

Valériane. *Valériana officinalis L.* — Plante vivace qui se trouve sur les terrains humides, le bord des rivières, les bois épais. Sa racine seule est utilisée. Cette racine dégage une odeur forte, nauséeuse, que les chats recherchent : elle

laisse une saveur âcre et amère en raison d'une huile volatile ;
son principal principe actif, l'acide *valérianique* découvert
par Pinter. Cet acide est liquide, oléagineux, d'odeur désagréable, se dissout dans 30 parties d'eau mais est soluble en
toutes proportions dans l'alcool et l'éther.

C'est un antispasmodique très puissant. Hystérie, nervo-
sisme, diabète insipide, chorée, asthme convulsif, tremblement des membres, vomissements nerveux, gastralgie, paralysies, aphonie nerveuse, etc.

C'est qu'en effet à haute dose la racine de valériane porte
son action excitante sur le système nerveux et surtout sur
le cerveau ; elle active le pouls, agite, congestionne, donne
des convulsions, des douleurs vagues ; cause la sueur, l'émission abondante d'urines, mais sans presque jamais causer de
vomissement, ni de diarrhée.

L'homéopathie en tire donc un moyen énergique et sûr de
ramener le calme, la régularité de la fonction générale nerveuse.

Damiana. (Voir page 52.)

Café. — Rubiacée. Arbre d'Ethiopie et d'Arabie, transporté à l'île Bourbon et à la Martinique. Vert, le café renferme un alcaloïde, la *caféine*, cristallisé en fines aiguilles
soyeuses, du *cafétannate de caféine* et de *potasse*, des *essences* ; on y a découvert également de la *caféarine*. Tor-
réfié, le café perd une partie de sa caféine et de son tanin,
pour former la *caféone*, huile essentielle brune qui donne
l'arome au café.

C'est un excitant général, utilisable dans la goutte, le rhumatisme. Tonique et fébrifuge.

La caféine est utilisée dans les maladies de cœur et agit
surtout sur le myocarde. (A prescrire donc dans les cas d'af-
faiblissement du cœur, fièvre typhoïde, pneumonie, fièvres
prolongées, etc.). Diurétique souvent énergique.

Donner en cas d'insomnie, d'odontalgie, de migraine, de
neurasthénie.

Armoise. *Artemisia vulgaris L.* — Herbe vivace au
milieu des terres incultes : chemins, lieux secs, masures. On
utilise toute la plante qui dégage une odeur aromatique, une
saveur amère ; elle contient une matière azotée amère et une

huile volatile. Son action se fait particulièrement sentir sur l'utérus et aide à la réapparition des règles : elle est en même temps tonique, stimulante et antispasmodique. Chorée, névralgies, vomissement nerveux, épilepsie, convulsions, etc.

Arnica. (Voir page 81.)

Noix vomique. *Strychnos nux vomica L.* — Loganiacée. Arbre des Indes orientales. Les semences sont un poison violent, sont sans odeur, mais d'une saveur très amère. Elles renferment la *strychnine*, la *brucine*, l'*igasurine*.

Son principal effet est de développer l'excitabilité réflexe de la moelle. C'est un convulsivant des plus énergiques.

A dose faible (1 à 5 mgr.), il excite toutes les fonctions organiques.

Mélisse. *Mélissa officinalis L.* — Plante vivace répandue en Italie, sur les Alpes ; est une labiée dont on utilise les feuilles et les sommités. Froissée, cette herbe exhale une forte odeur de citron : elle laisse sur la langue une saveur chaude, peu amère, aromatique. Elle contient une huile volatile blanche qui est stimulante et antispasmodique. Son infusion est couramment employée pour stimuler l'appétit, arrêter les indigestions et les gaz.

Belladone. (Voir page 75.)

Désirant combattre un terrible fléau qui, s'il ne donne pas la mort n'en est pas moins redoutable parce qu'il paralyse toute la vie et met les familles dans la consternation, nous avons nommé l'épilepsie, nous avons groupé sous forme spéciale un ensemble de substances qui, à dose homéopathique, produisent des effets surprenants sur les nerveux et leurs troubles réflexes. Nous l'avons baptisé *Neurosthénine* de deux mots grecs qui signifient : *remontant des nerfs*.

En voici la composition :

Aconit, feuilles et racines . . . .   0,100 gr.
Armoise, racines, feuilles et sommités . . 0,150 »
Belladone, feuilles fraîches . . . . . .   0,050 »
Caille-lait, feuilles et sommités fleuries . 0,250 »
Ellébore blanc, rhizome . . . . ,   0,050 »
Gui, écorce et fruits . . . .   0,100 »
Narcisse, fleurs . . . .   0,150 »
Pivoine, fleurs . . . . -   0,100 »
Datura, feuilles et semence. . . - - - ,   0,050 »

Aconit. (Voir fébrifuge.)

Armoise. (Voir nerveux.)

Belladone. (Voir fébrifuge.)

Caille-lait. *Gallium verum L.* — Herbe de la famille des
Rubiacées, commune dans les prés secs. Toutes ses parties
dégagent une odeur aromatique qui rappelle celle du miel.
Elle renferme de l'acétate de potasse, de l'acide gallique et
du tanin. C'est un antispasmodique, sudorifique, diurétique
et astringent. Agité contre l'épilepsie, l'hystérie, les gastral-
gies, les affections nerveuses.

Ellébore blanc. *Veratrum album L.* — De la famille
des Colchicacées, croît en Suisse, en Italie, sur les sommets
d'Auvergne, des Pyrénées, des Vosges, du Jura, etc. La racine est utilisée : d'abord d'une saveur douceâtre, elle laisse
bientôt un goût âcre, amère, brûlant. Elle contient du gallate, acide de vératrine, une matière colorante jaune, de l'amidon, de la gomme, une substance grasse composée d'élaïne,
de stéarine et d'un acide volatil à dose intoxicante ; elle produit une respiration pénible et lente, un sensible ralentissement du cœur, des nausées, des vomissements, de la salivation, du tremblement, convulsions et la mort. En homéopathie
elle devient par contre un calmant des plus énergiques de
tout le système nerveux et trouve son utilisation dans la sciatique, l'épilepsie, la goutte, la paralysie, etc., etc.

Gui. *Viscum album L.* — Est un arbuste parasite de la
famille des *Loranthacées*. Il est inodore, d'un goût âcre et
amer quand il a séché. On y trouve une substance gluti-

neuse (sorte de caoutchouc), un extrait résineux. On en extrait la glu.

Est antispasmodique et fut très utilisé par les anciens. Contre l'épilepsie Dehaen place cette plante au niveau de la valériane.

Narcisse. *Narcissus pseudo narcissus L.* — De la famille des Amaryllidacées, se trouve facilement dans les prés et dans les bois. Les fleurs sont sans odeur, mais contiennent de l'acide gallique, du tanin, de la résine, du muriate de chaux et de la narcitine, son principe actif découvert par Jourdain. C'est un vomitif et un antispasmodique : semble endormir les nerfs (d'où son nom venu du grec *narcé*, engourdissement.) Epilepsie, tétanos, coqueluche.

Pivoine. *Paeonia officinalis L.* — Renonculacée qui croît dans les bois élevés du Midi. Elle donne une fleur à odeur désagréable et nauséeuse, à saveur amère et âcre. Sa racine contient de l'amidon en assez grande quantité, oxalate de chaux, une matière grasse cristallisable, de l'acide phosphorique et de l'acide malique libres, phosphate de chaux, gomme et tanin.

Datura. — *Datura stramonium L.* — Solanée très puissante : renfermant de l'atropine ; elle jouit de propriétés similaires à celles de la belladone étudiée plus haut.

SIXIÈME SÉRIE

OU

SÉRIE DE L'EXTRAIT COMPOSÉ

L'extrait composé participe tout à la fois de la composition de l'extrait lymphatique et de celle de l'extrait angioitique. Il est en effet produit par la distillation de tous les éléments qui composent les deux extraits ci-dessus et dont on retire 40 litres de liquide. On ajoute à ce produit 200 grammes d'essence angioitique n° 1 et 200 grammes d'essence de lymphatique n° 5.

Cet extrait composé est destiné à être utilisé dans des cas particuliers pour lesquels il convient d'obtenir des réactions plus généralisées, mais plus douces que celles produites par l'extrait lymphatique seul, ou l'extrait angioitique seul. Un exemple éclairera mieux le lecteur que toutes les explications données. Une enfant de 13-15 ans n'est pas encore réglée, elle est de plus très nerveuse, digère péniblement, souffre de l'intestin, de palpitations en raison d'une anémie profonde ; cette petite malade retirera un meilleur résultat de l'emploi de l'extrait composé qui viendra régulariser et les fonctions générales d'assimilation par l'extrait lymphatique et les fonctions de circulation par l'extrait angioitique.

Nous venons de traiter l'ensemble général de notre organisme en parlant des médicaments qui intéressaient surtout les grandes fonctions de la nutrition, de la désintoxication, de la circulation, de l'innervation, il nous reste à parler de certaines fonctions particulières que des troubles accidentels peuvent menacer et pour lesquelles il a fallu chercher des médicaments appropriés.

C'est ainsi que nous aurons pour combattre les troubles des poumons et de toutes les fonctions respiratoires la série des Pectoraux $P^1 + P^2 + P^3 + P^4$ et l'Asthmatique. Pour reconstituer plus énergiquement les éléments de la lymphe ou cellule blanche du sang nous aurons l'Arthritique.

Pour aider l'intestin à se remettre des irritations causées par nombre de microbes spéciaux ou d'éléments irritants dus à l'alimentation nous aurons recours à la série Diarrhéique ou à la série Cholérique.

Les troubles diabétiques seront combattus par la série Diabétique. Le Diphtérique et le Goutteux disent assez par eux-mêmes le but qu'ils poursuivent.

Les yeux trouveront un aide puissant dans l'Ophtalmique.

Les vers, ennemis beaucoup plus redoutables qu'on ne veut bien le croire généralement, seront poursuivis et détruits par le Vermifuge n° 1 et le Vermifuge n° 2.

Enfin le Laxatif végétal viendra rendre aux intestins atones ou simplement paresseux, une fonction régulière des plus utiles pour l'équilibre de la santé.

PECTORAL 1

Serpentaire, racine	0,090 gr.
Lierre terrestre, plante.	0,180 »
Asclépias tubéreux, racine	0,090 »
Lichen d'Islande.	0,275 »
Camomille, fleurs.	0,275 »
Lycopode	0,090 »

PECTORAL 2

Serpentaire, racine	0,060 gr.
Lierre terrestre, plante	0,120 »
Asclépias tubéreux, racine	0,060 »
Lichen d'Islande	0,185 »
Camomille, fleurs.	0,185 »
Lycopode	0,060 »

Eléments propres :

Belladone, feuilles fraîches	0,130 gr.
Drosera, plante	0,200 »

PECTORAL 3

Serpentaire, racine	0,045 gr.
Lierre terrestre, plante.	0,090 »
Asclépias tubéreux, racine	0,045 »
Lichen d'Islande.	0,140 »
Camomille, fleurs.	0,135 »
Lycopode	0,045 »

Eléments propres :

Jusquiame, plante fraîche.	0,100 gr.
Ipéca, racine	0,150 »
Douce-amère, tiges.	0,250 »

PECTORAL 4

Serpentaire, racine	0,055 gr.
Lierre terrestre, plante.	0,115 »
Asclépias tubéreux, racine	0,055 »
Lichen d'Islande	0,170 »
Camomille, fleurs.	0,170 »
Lycopode	0,055 »

Eléments propres :

Drosera, plante	0,250 gr.
Tussilage, fleurs	0,120 »

Étudions maintenant les propriétés de chacun des produits composant cette série des Pectoraux et dès lors nous comprendrons la différence d'action de chacun des numéros établis.

Serpentaire. *Dracunulus major verus.* — Plante couverte d'une écorce rappelant, par ses marbrures et ses taches, celles de la peau de serpent. Sa racine est grosse et en forme d'oignon ; pousse dans les lieux humides du midi de la France. Purgative ; a une puissance réelle dans les affections bronchiques, l'asthme.

Lierre terrestre. *Glecoma hederacea L.* — Plante vivace se trouvant le long des haies, des murs, dans les fossés humides, lieux frais, de la famille des labiées. Il dégage une odeur forte, aromatique, laisse sur la langue une saveur balsamique, amère et âcre. Il contient une huile essentielle et une matière résineuse Cette plante est excitante comme celles de la famille à laquelle elle appartient, mais son action semble bien se porter tout particulièrement sur les bronches. Catarrhe pulmonaire, phtisie, asthme humide.

Asclépias tubéreux. — Asclépiadée. Herbe vivace d'Amérique du Nord. Ses propriétés sont dues à un suc

résineux purgatif, vomitif. Les Américains l'ont baptisée
« Racine à Pleurésie ».

Lichen pulmonaire. — Lichen. Croît au pied des
vieux troncs d'arbres, contient un principe mucilagineux, la
lichenine et un principe particulier le *cetrarin*.

Pectoral, tonique, amer, d'un bon effet dans la phtisie,
l'hémoptysie, le catarrhe pulmonaire, l'asthme.

Camomille. (Voir page 60.)

Lycopode. *Lycopodium clavatum.* — Lycopodiacée.
Croît particulièrement en Suisse, en Allemagne, dans les
bois et à l'ombre. Donne dans ses capsules une poudre jaune
tendre, inodore, sans saveur, très fine, onctueuse, très inflammable, insoluble dans l'eau, un peu soluble dans l'alcool. Constipation, dyspepsie flatulente, coliques, rhumatisme, rétention d'urine, porte le nom de pulmonaria en
raison de son action sur les poumons.

Son analyse a fait reconnaître une huile essentielle, du
mucilage, de la cire, du sucre, une matière colorante extrac-
tive, de l'albumine, du fer.

Belladone. (Voir extrait fébrifuge.)

Drosera. *Droséracée.* — Plante basse, délicate, des régions marécageuses de l'hémisphère austral, à saveur âcre et
mordante, son action est rapide dans la coqueluche, la bronchite, phtisie pulmonaire, la toux spasmodique.

Jusquiame. *Hyosciamus niger L.* — Solanée bisan-
nuelle qui se trouve un peu partout en France, bord des
chemins, des fossés, etc. De toutes ses parties se dégage une
odeur des plus vireuses, repoussante ; elle laisse une saveur
d'abord fade puis âcre. Son principe actif est l'hyosciamine,
l'hyoscine. Son action se rapproche de celle de la belladone
et de l'atropine. Elle entre dans la composition du *Baume
tranquille.* A dose toxique elle provoque une irritation des
muqueuses pharyngées et laryngées, des douleurs abdominales, des vomissements, de la diplopie, dilatation des
pupilles, trismus, aphonie, accélération de la respiration,

vertiges, délire gai ou triste, paralysie, convulsions, refroidissement des extrémités, mort. A dose homéopathique elle devient un calmant puissant des sécrétions bronchiques, des étouffements, des névralgies, de certaines affections des yeux.

Ipécacuanha. — (Voir page 75).

Douce-amère. *Solanum dulcamara L.* — Sous-arbrisseau appartenant à la famille des solanées et commun sur tout le sol français, son action est due à la *solanine*.

Elle est stimulante, sudorifique, dépurative et agit violemment sur le cerveau.

A dose faible elle est utile dans les affections rhumatismales, les inflammations des bronches, la phtisie, l'asthme, la coqueluche, etc.

Tussilage. *Tussilago farfara L.* — Est une synanthérée vivace qui croît au bord des ruisseaux, des fontaines, sur les côteaux humides. On utilise les feuilles et la fleur. Ces fleurs ont une odeur forte, agréable, et laissent une saveur douce et aromatique. Elle renferme du tanin. Elles ont toujours été classées parmi les plantes pectorales. Son action est très douce et convient particulièrement aux natures très sensibles des bronches, aux enfants délicats dont les poumons sont facilement irritables.

ASTHMATIQUE

Lobélie enflée, feuilles fraîches.	0,050 gr.
Aconit, plante fraîche	0,500 »
Ipéca, racine	0,250 »
Euphorbe pilulaire, plante	0,050 »
Grindelia, robuste, racine.	0,100 »
Cochlearia, plante fraîche.	0,050 »

Lobélie. *Lobelia inflata L.* — Est une plante annuelle de l'Amérique du Nord. Elle dégage une odeur fade, une saveur comme celle du tabac et provoque une salivation assez abondante quand on la mastique quelque temps. La *lobéline* est son principe actif, poison respiratoire et que l'on utilise avec succès dans l'asthme, l'emphysème, la dyspnée

Ipéca. (Voir page 75.)

Euphorbia pilul. — Euphorbiacée. Croît naturellement en Éthiopie et en Afrique. Les graines contiennent une huile très âcre et très active : purgatif drastique très énergique. Se rapproche beaucoup de l'huile de croton.

Est d'un heureux effet par le dégagement qu'elle occasionne dans les bronchites, la toux, l'hydropisie.

Grindelia robusta. — Synanthérée. Arbrisseau vivace de Californie. Ses capitules renferment une matière résineuse douée d'une action spéciale sur les muqueuses qui l'a fait employer avec avantage contre l'asthme, la coqueluche, la bronchite.

Cochléaria. *Cochlearia officinalis L.* — Est une Crucifère qui croît spontanément dans les lieux humides, les côtes maritimes de France. Écrasée, elle dégage une odeur très pénétrante. La saveur en est âcre, vive et amère. Elle contient une substance huileuse, de la fécule, de l'iode. Elle est excitante, diurétique, agit sur la toux avec expectoration, l'asthme, le catarrhe chronique, l'hydropisie, etc.

ARTHRITIQUE

Scrofulaire, plante fraîche.	0,315 gr.
Garance, racine	0,070 »
Asaret du Canada, racine.	0,035 »
Acide phosphorique, I. D.	0,003 »
Iodure de potassium	0,033 »
Carbonate de chaux.	0,005 »
Soufre	0,030 »
Chlorure de sodium.	0,005 »
Salsepareille, racine.	0,115 »
Absinthe, plantes	0,030 »
Genévrier, baies	0,030 »
Chélidoine, plante	0,030 »
Morelle, plante	0,225 »

De tous ces éléments, le plus grand nombre a été étudié avec les éléments de l'extrait lymphatique.

La morelle, le genévrier, chélidoine appartiennent
à la série de l'extrait organique.

DIARRHÉIQUE

Aconit, plante fraîche.	0,200 gr.
Ipéca, racine	0,200 »
Grande consoude, plante fraîche.	0,085 »
Croton, semences	0,040 »
Acide phosphorique, I. D.	0,040 »
Coloquinte, fruits	0,040 »
Bistorte, racine	0,080 »
Camomille, fleurs.	0,215 »
Douce-amère, tiges	0,100 »

Aconit et **Ipécacuanha**. — Ont été étudiés à la série de
l'extrait fébrifuge.

Grande consoude. *Symphytum officinale L.* — Est
une plante assez répandue dans les prés humides ou le long
des ruisseaux. Sa racine possède une saveur fade mais astringente et contient une assez forte proportion d'acide gallique. Une sorte de malate, acide d'abthéine, en a été retiré
par Blondeau et Plisson. Cette racine est par suite de cette
composition, mucilagineuse, émolliente, astringente : a donné
d'excellents résultats dans la diarrhée, l'hématurie, l'hémoptysie.

Croton. *Croton tiglium L.* — Est une Euphorbiacée qui
atteint les proportions d'arbuste dans les régions tropicales,
Java, Bornéo, Philippines, Moluques et dont les graines
nous viennent surtout de Bombay. Toutes les parties de ces
graines sont douées d'une propriété âcre et corrosive dont le
principe actif est l'*acide crotonolique*. On en extrait une
huile épaisse, brunâtre, caustique, soluble en totalité dans
l'alcool froid. C'est un rubéfiant et un cathartique puissant,
ilpurge très énergiquement, mais à dose homéopathique devient au contraire un sédatif et un calmant pour l'intestin
irrité.

Acide phosphorique. (Voir page 51.)

Coloquinte. (Voir extrait fébrifuge.)

Bistorte. *Polygonum bistorta L.* — Plante assez commune dans les prairies, de la famille des Polygonacées. Sa racine, de saveur styptique, contient une forte proportion de tanin, de l'acide gallique, de l'amidon et de l'acide oxalique. C'est un très puissant astringent ; elle est aussi active que la racine de ratanhia.

Camomille. (Voir lymphatique 7.)

Douce-amère. (Voir lymphatique 8.)

CHOLÉRIQUE

Cuivre, I. D.	0,130 gr.
Camphre, I. D.	0.130 »
Acide arsénieux	0,030 »
Eucalyptus, feuilles fraîches.	0,130 »
Belladone, feuilles fraîches	0,130 »
Ellébore blanc, racine fraîche	0.055 »
Quinquina royal, écorce	0.250 »
Ergot de seigle.	0,025 »
Mercure soluble	0,025 »
Soufre.	0,055 »
Bistorte, racine	0,140 »

Cuivre. — Est homéopathique aux maladies dans lesquelles on remarque des accès irréguliers de spasmes (chorée, épilepsie), de toux (coqueluche), hoquet, agitation, froid aux pieds (choléra).

Camphre. — Huile volatile concrète blanche, translucide, cristalline, à cassure brillante, retirée du Laurus camphora (arbre du Japon). Soluble dans l'eau à 1/870, très soluble dans l'alcool, l'éther, le choroforme, les huiles fixes et volatiles.

Il augmente l'énergie et le nombre des contractions du cœur, produit une douce chaleur avec transpiration, accélère la respiration. Utilisé dans le choléra, la fièvre typhoïde, la pneumonie, les lipothymies, les vomissements.

Acide arsénieux. (Voir extrait lymphatique.)

Eucalyptus et Belladone. (Voir extrait fébrifuge.

Ellébore blanc. *Veratrum album. L.* — Est une plante vivace de Suisse, d'Italie, des régions montagneuses de France, appartenant à la famille des Colchicacées. Sa racine est seule utilisée : elle a une saveur d'abord douceâtre puis âcre, amère et corrosive, elle contient du gallate, acide de vératrine, une matière colorante jaune, de l'amidon, de la gomme, une matière grasse formée d'élaïne, de stéatine et d'un acide. Simon y a aussi trouvé de la *jervine*. Vomitive et purgative à forte dose, elle devient, à dose homéopathique, un puissant modérateur de la fonction des muqueuses intestinales.

Quinquina royal. (Voir extrait fébrifuge.)

Ergot de seigle. (Voir extrait angioitique.)

Mercure soluble de Hahnemann. — Hahnemann lui a donné son nom en constituant son mode de préparation. Dans son *Traité de matière médicale homéopathique*, il préconise ce produit contre les engagements, les ulcérations et autres troubles de l'estomac et des intestins.

Soufre. (Voir extrait lymphatique.)

Bistorte. (Voir essence diarrhéique.)

DIABÉTIQUE

Scrofulaire, plante fraîche.	0,300 gr.
Garance, racine	0,075 »
Asaret du Canada, racine.	0,025 »
Acide phosphorique.	0,003 »
Iodure de Potassium	0,025 »

Carbonate de chaux.	0,025 gr.
Soufre lavé.	0,025 »
Chlorure de sodium.	0,005 »
Acide arsénieux	0,001 »
Salsepareille, racine.	0,100 »
Syzygium jambolanum, graines.	0,325 »
Genévrier, baies	0,025 »
Absinthe, plante.	0,025 »
Armoise, plante	0,050 »

Les dix premiers éléments de ce médicament ont été étudiés à la série de l'extrait lymphatique dont ils constituent le n° 3.

Syzygium. — Fruits d'arbres de la famille des myrtacées poussant en Asie et en Afrique ; ses éléments modifient les sécrétions rénales et hépatiques et arrêtent la formation du sucre.

Genévrier, Absinthe et **Armoise** rentrent dans la composition de l'extrait lymphatique.

DIPHTÉRIQUE

Condurango, écorce.	0,110 gr.
Fucus vésiculeux.	0,050 »
Hamamélis, écorce	0,110 »
Cytise, fleurs et feuilles	0,010 »
Silice	0,010 »
Granule de mercure.	0,0002 »
Eucalyptus, feuilles.	0,430 »
Mouron, plante	0,110 »
Morelle, plante.	0,050 »
Laurier-cerise, feuilles.	0,020 »
Chélidoine, plante fraîche.	0,100 »

A l'étude de l'extrait organique se retrouvent les éléments Condurango, Fucus, Hamamélis, Cytise, Silice, composant une partie de l'essence diphtérique.

Granule de mercure. *Mercure cyanat.* — Cyanure de mercure employé pour la première fois contre la dipthérie, en Russie, par Beck de Monthey. Antiseptique puissant.

Eucalyptus. — A été étudié avec l'extrait fébrifuge.

Mouron rouge, Morelle, Laurier-cerise, Chélidoine. — Ont été étudiés à la série de l'extrait organique.

GOUTTEUX

Colchique, semences	0,100 gr.
Romarin sauvage, feuilles	0,100 »
Noix vomique.	0.100 »
Pulsatille noire, plante	0,100 »
Lycopode	0.100 »
Rhododendron, feuilles fraîches	0,040 »
Houblon.	0 100 »
Bardane, racine	0,100 »
Iodure de potassium	0,040 »
Carbonate de lithine.	0,100 »
Salicylate de soude.	0,040 »
Soufre lavé.	0,040 »
Pétrole distillé	0,004 »
Bichlorure de mercure.	0,040 »

Colchique. *Colchicum automnale L.* — Est une plante de nos prairies appartenant à la famille des *Colchicacées*. Elle donne un tubercule charnu et amylacé, et des semences. Dans le tubercule on trouve du supergallate de *vératrine*, une matière colorante jaune, de la gomme, de l'amidon, de l'inuline. Les graisses donnent la *colchicine* dont l'effet est de provoquer des contractions péristaltiques très douloureuses, des coliques, de la diarrhée ; de paralyser les nerfs sensitifs en respectant les nerfs moteurs. A dose homéopathique il devient un excellent remède contre la goutte, le rhumatisme aigu, le rhumatisme chronique, l'endocardite, etc.

Romarin sauvage. — *Rosmarinus officinalis L.* — Arbuste de la famille des Labiées et qui pousse abondamment sur les plages maritimes du midi de la France. Toute la plante laisse une saveur âcre, chaude, astringente. Elle ren-

ferme une grande proportion d'une huile essentielle de
0,88 de densité, composée de 82,21 de carbone, 9,42 d'hydrogène, 7,73 d'oxygène, et 0,64 d'azote. Proust y a découvert
du camphre, de la résine et du tanin.

Le romarin est un stimulant énergique de tout le système
nerveux. A dose faible il devient un grand calmant dans les
névralgies, les rhumatismes, la goutte, l'hystérie, les vomissements spasmodiques, etc.

Noix vomique. (Voir essence de Nerveux.)

Pulsatille noire. (Voir extrait angioitique.)

Lycopode. (Voir essence de Pectoral.)

Rhododendron chrysantum. — Ericacée. Petit arbuste de Sibérie et du Kamtchatka. Ses feuilles ont une odeur
âcre et nauséeuse et renferment un principe stimulant et
narcotique.

Les habitants du nord de la Russie se servent de l'infusion de ces feuilles pour se fortifier et pour calmer les douleurs rhumatismales et goutteuses. Roelpin (Berlin, 1779),
Pallas (Berlin, 1775), Metternich, en ont obtenu d'excellents
résultats dans le rhumatisme chronique.

Houblon. *Humulus lupulus L.* — De la famille des
Urticacées le houblon pousse dans les haies de toutes les régions d'Europe. On utilise ses racines, ses sommités, ses
cônes. Ces cônes dégagent une odeur forte et vireuse et
laissent une amertume très persistante au goût. On y découvre une matière astringente âpre, de la chlorophylle, de la
gomme. Les bractées ont à leur base un grand nombre de
glandules, d'une odeur alliacée et constituent le *lupulin*,
principe actif de la plante. A dose élevée le lupsulin paralyse
le système nerveux, cause un sommeil mortel, de la cardialgie, de la congestion des organes digestifs. A dose ordinaire
il stimule l'appétit et favorise la digestion. A dose homéopatique il devient tonique, diurétique, dépuratif et calmant.

Bardane. *Arctium lappa L.* — Cette plante qui appartient à la famille des Synanthérées, se trouve dans tous les
climats sur les milieux incultes. Sa racine inodore laisse une
saveur douceâtre, peu amère et astringente. On y trouve de

l'inuline en grande quantité, des sels de potasse et de l'amidon. Elle est un sudorifique puissant, un diurétique énergique d'une action des plus utiles dans le rhumatisme, la goutte, les catarrhes, les néphrites, etc.

Iodure de potassium. (Voir extrait lymphatique.)

Carbonate de lithine. — Poudre blanche, alcaline, soluble dans 100 grammes d'eau.

A la propriété de dissoudre l'acide urique et est d'une réelle efficacité contre la gravelle, la goutte.

Salicylate de soude. — Sel blanc cristallisé ou amorphe, à saveur douceâtre, inaltérable à la lumière, s'il est pur ; soluble dans 10 grammes d'eau.

C'est le remède du rhumatisme articulaire aigu. Ne prévient pas les complications viscérales, endocardite, péricardite. N'a pas l'action de l'antipyrine sur le rhumatisme subaigu. Cholagogue d'une énergie réelle.

Soufre lavé. (Voir extrait lymphatique.)

Pétrole. — Connue de longue date, cette huile, pour être utilisable en médecine, doit être très coulante et d'un jaune clair ou incolore.

En la traitant par l'acide sulfurique et, après lavage d'eau, par la soude caustique, on obtient un très beau produit, très fluide, incolore, opalescent. Il est insoluble dans l'eau, mais soluble en toutes proportions dans l'alcool absolu, l'éther, les huiles fixes et volatiles.

Hahnemann en désigne l'emploi dans les cas de *vertiges*, bourdonnements d'oreilles, diarrhée, prurit, palpitations, pertes séminales, douleurs des reins, engourdissement des membres, raideur et craquements articulaires, sueurs nocturnes.

Bichlorure de mercure. (Voir extrait lymphatique nº 7.)

OPHTALMIQUE

Scrofulaire, plante fraîche.	0,240 gr.
Absinthe, plante	0,025 »
Garance, racine	0,050 »
Asaret du Canada, racine	0,020 »
Genévrier, baies.	0,065 »
Acide phosphorique.	0,003 »
Carbonate de chaux.	0,005 »
Chlorure de sodium.	0,005 »
Iodure de potassium	0,020 »
Soufre lavé.	0,020 »
Thuya, sommités.	0,045 »
Euphraise, plante fraîche.	0,500 »

Tous ces éléments ont été étudiés avec l'extrait lymphatique.

Euphraise. — Scrofulariée. Petite plante qui vient sur les pelouses, les mousses, au bord des ruisseaux ; son odeur est presque nulle, sa saveur amère et astringente. Son infusion noircit par le sulfate de fer.

Très vantée contre les conjonctivites, le coryza et la rougeole.

VERMIFUGE 1

Grenadier, écorce de racine.	0,220 gr.
Fougère mâle, racine fraîche	0,110 »
Santoline, plante.	0,055 »
Mousse de Corse.	0,055 »
Semen contra.	0,340 »
Kousso, fleurs.	0,220 »

VERMIFUGE 2

Fougère du Cap, racine	0,265 gr.
Semen contra.	0,400 »
Tanaisie, sommités.	0,135 »
Absinthe, plante.	0,135 »
Bichlorure de mercure.	0,065 »

Grenadier. *Punica granatum L.* — Myrtacée. Arbre d'Afrique et surtout des environs de Carthage. La racine est ligneuse, noueuse, dure, jaunâtre et astringente.

Mitouart en a retiré une matière grasse abondante, du tanin, de l'acide gallique, une résine, de la mannite, du sucre, une matière cristalline ou granatine.

Son principe actif est la pelletiérine et isopelletiérine.

Vermifuge très efficace contre le tænia.

Fougère mâle. *Polypodium filix mas. L.* — Vit dans toute l'Europe, l'Asie, l'Amérique.

La souche a une odeur nauséeuse, une saveur astringente, amère. Elle contient une *huile grasse*, une *huile volatile*, du tanin, de l'*acide filicique*. Puissant tænifuge et vermifuge connu de la plus haute antiquité.

Santoline. *Santolina chamœcyparissus L.* — Est un arbuste de la famille des *Synanthérées* qui pousse dans les lieux secs et pierreux du midi de la France. La santoline dégage une odeur aromatique très forte, laisse une saveur amère. Cette plante est antispasmodique, emménagogue et vermifuge.

Mousse de Corse. — Est un mélange d'algues variées, dont la principale est l'Alsidium helminto corton, récoltée, comme le nom l'indique, sur les côtes de Corse. Sa saveur est salée et son odeur rappelle les plantes marines. C'est un vermifuge de vieille renommée. Théophraste, Bioscoride et Pline l'ont utilisé.

Une analyse de Bouvier nous en donne la composition suivante :

Sur 1000 parties, 600 de gélatine, 100 de fibres végétales, du sulfate de chaux, du muriate de soude, du carbonate de chaux, du phosphate de chaux, du fer, du silice, de la magnésie, de l'iode.

Semen-Contra. — Capitules des artemises, dont le meilleur est le semen-contra d'*Alep* ou d'*Alexandrie*. Récent il est verdâtre mais rougit en vieillissant. Il possède une odeur forte, aromatique, agréable, et une saveur amère, ses principes actifs sont une huile essentielle, et la *santonine*.

A petites doses il est excitant ; à doses fortes il devient nauséeux, émétique.

Kousso. *Hagenia Abyssinica* (*Willd*). — Arbre d'Abyssinie du genre Hagenia. On utilise les inflorescences soit mâles, soit femelles ; mais ces dernières sout les plus estimées et sont dénommées Kousso rouge en raison d'une matière colorante contenue dans leur enveloppe. Cette fleur laisse un goût amer, désagréable avec sensation de chaleur mordante. On y trouve du tanin, une huile essentielle, une matière résineuse amère et la koussine, principe presque identique à l'*acide filicique*. Excellent tænifuge.

Fougère du Cap. — Racine d'aspidium athamanticum, portant le nom de panna. A Port-Natal, les naturels l'utilisent contre le tænia. Excellent vermifuge.

Tanaisie. *Tanacetum vulgare L.* — Plante commune en France dans les prairies un peu humides, les chemins ombragés et humides : famille des Synanthérées, dont on utilise les feuilles, les fleurs et les graines. Toute la plante dégage une odeur pénétrante et laisse une saveur aromatique, très amère, nauséeuse. On y trouve une huile volatile, une sorte de résine, de la gomme, un principe colorant jaune, de l'acide gallique et du tanin, de l'acide tanacétique, et du phosphate de chaux. Elle est tonique, excitante, emménagogue et vermifuge.

Absinthe. (Voir extrait lymphatique.)

Bichlorure de mercure. (Voir lymph. 7.)

LAXATIF VÉGÉTAL

Bryone, racine.	0,100 gr.
Gratiole, plante	0,400 »
Baies de houx.	0,200 »
Lin purgatif	0,200 »
Nerprun, baies	0,100 »

Bryone. *Bryonia alba L.* — Cucurbitacée vivace et commune dans toutes les régions. Sa racine est la partie la plus utilisée : elle possède une saveur amère et nauséabonde, contient de la *bryonine*, beaucoup de fécule, une huile verte, un peu de résine, du sous-malate de chaux en grande quantité, du carbonate de chaux et de la potasse. Elle exerce sur la muqueuse gastro-intestinale une irritation assez prononcée : à forte dose elle fait vomir, dessèche les muqueuses, cause de vives douleurs abdominales, et des déjections alvines abondantes. A dose homéopathique cette racine devient un excellent stimulant de l'intestin, stimule les reins, et décongestionne les muqueuses.

Gratiole. (Voir extrait angioitique.)

Baies de houx. *Ilex aquifolium L.* — Arbre toujours vert de la famille des Aquifoliacées, se rencontre partout, renferme de l'ilicine, principe actif de la feuille et des baies, c'est un produit brun, peu foncé, qui absorbe rapidement l'humidité de l'air, ce qui le rend incristallisable.
Les baies sont purgatives et vomitives.

Lin purgatif. *Linum catharticum L.* — *Linacée*, plante annuelle, commune dans les terrains secs, les coteaux, les pâturages montueux. Sa saveur est amère et nauséeuse. Son élément actif est un principe âcre qui rend cette plante diurétique et purgative.

Nerprun. *Rhamnus catharticus L.* — Rhamnacée, arbrisseau commun dans les bois, les haies, les taillis. Les baies sont pleines d'un suc vert, tournant au rouge violet très foncé ; elles dégagent une odeur désagréable, ont une saveur âcre, amère, nauséeuse. Ce suc contient de la *rhamnine*, de l'acide acétique, du sucre et une matière azotée. Ces baies sont un purgatif drastique énergique.

Pour compléter la série des médicaments utilisables, nous avons à parler maintenant des différentes combinaisons sous forme de pommades, de suppositoires, de bougies, d'injections sous-cutanées, d'articles de toilette, savons, eau tonique pour les cheveux, etc. :

POMMADES

POMMADE A L'EXTRAIT LYMPHATIQUE

Essence de Lymphatique 5	60 gouttes
Extrait lymphatique	120 —
Acide salicylique	0.5 gr.
Lanoline	11 gr.
Vaseline	49 gr.
Extrait d'orcanette	0.5 gr.

POMMADE A L'EXTRAIT ORGANIQUE

Essence d'Organique 5	60 gouttes
Extrait organique	120 —
Acide salicylique	0.5 gr.
Lanoline	11 gr.
Vaseline	49 gr.
Chlorophylle	0.5 gr.

POMMADE A L'EXTRAIT FÉBRIFUGE

Essence de Fébrifuge 2	60 gouttes
Extrait fébrifuge	120 —
Acide salicylique	0.5 gr.
Lanoline	11 gr.
Vaseline jaune	49 gr.

POMMADE A L'EXTRAIT ANGIOITIQUE

Essence d'Angioitique 1	60 gouttes
Extrait angioitique	120 —
Acide salicylique	0.5 gr.
Lanoline	11 gr.
Vaseline	49 gr.

SUPPOSITOIRES

SUPPOSITOIRES A L'EXTRAIT LYMPHATIQUE

Essence de Lymphatique 5	100 gouttes
Beurre de cacao	200 gr.

Pour 100 suppositoires à 2 grammes.

SUPPOSITOIRES A L'EXTRAIT ORGANIQUE.

Essence d'Organique 5 . . . . 100 gouttes
Beurre de cacao. . . . . 200 gr.

Pour 100 suppositoires à 2 grammes.

SUPPOSITOIRES A L'EXTRAIT ANGIOITIQUE.

Essence d'Angioitique 1 . . . . 100 gouttes
Beurre de cacao. . . . . 200 gr.

Pour 100 suppositoires à 2 grammes.

SUPPOSITOIRES POUR ENFANTS

Essence de Lymphatique 5 . . . . . 50 gouttes
Beurre de cacao. . . . . 125 gr.

Pour 100 suppositoires à 1 gr. 25 centigr.

SUPPOSITOIRES VAGINAUX.

Essence de Lymphatique 5 . . . . . . 40 gouttes
   »   d'Angioitique 2 40   »
   »   d'Organique 10 40   »
Beurre de cacao. . . . . 300 gr.

Pour 100 suppositoires.

SUPPOSITOIRES AURICULAIRES

Essence d'Angioitique 1   . . . . . 3 gouttes
   »   d'Organique 5 3   »
   »   de Nerveux 3   »
Beurre de cacao. . . . . 11 gr.

Pour 100 suppositoires.

BOUGIES

BOUGIES A L'EXTRAIT LYMPHATIQUE

Essence de Lymphatique 5. . . . . .   50 gouttes
Beurre de cacao. . . . .   100 gr.

Pour 100 bougies de 10 cm. de long sur 3,5 mm. d'épaisseur.

BOUGIES A L'EXTRAIT ORGANIQUE

Essence d'Organique 5 . . . .   50 gouttes
Beurre de cacao. . . . .   100 gr.

Pour 100 bougies de 10 cm. de long sur 3,5 mm. d'épaisseur. .

BOUGIES A L'EXTRAIT ANGIOITIQUE.

Essence d'Angioitique 1 . . . .   50 gouttes
Beurre de cacao. . . . .   100 gr.

Pour 100 bougies de 10 cm. de long sur 3,5 mm. d'épaisseur.

INJECTIONS

INJECTION URÉTRALE

Lymphatique 5. . . . .   50 globules
Lymphatique 7. . . . .   50 globules
Extrait organique. . . . .   30 gr.
Acide salicylique. . . . .   10 centigr.
Eau distillée d'Euphraise. . . . .   220 gr.

Ce mélange est évaporé et ajouté à 7 gr. 50 de sucre blanc, dont on fait 30 tablettes de 25 centigrammes.

Ces tablettes sont roses.

Injection vaginale

Lymphatique 7.	50 globules
Organique 5.	50 globules
Extrait organique.	30 gr.
Acide salicylique.	10 centigr.
Eau distillée de reine des prés. . . .	220 gr.

On procède comme pour les injections urétrales avec cette différence que le liquide obtenu est mélangé à 10 grammes de sucre pour être divisés en 20 tablettes de 50 centigrammes chacune.

Ces tablettes sont jaunes.

INJECTIONS HYPODERMIQUES

Ces injections composées de façon à agir spécialement et directement sur le sang ou sur les éléments étrangers qui y ont été introduits et tendent à s'y développer, sont au nombre de dix. Elles agissent très énergiquement et sont un puissant moyen de guérison qui peut être adjoint, et à la médication interne par potions, et à la médication externe par compresses.

A la demande de nombreux clients nous avons remplacé les petites pastilles comprimées, par des ampoules, parfaitement stérilisées, d'un emploi plus pratique et d'un effet plus certain.

INJECTION 1

*Contre névrite, sciatique, érysipèle, anthrax, panaris,
congestions, fièvre typhoïde.*

A base d'*Essence d'Angioitique 1* à la 3ᵉ dilution
dans du sérum physiologique et préparée selon la
formule ci-dessous :

Digitale, feuilles fraîches.	0,150 gr.
Camomille, plante fraîche.	0,280 »
Strophantus, graines	0,020 »
Lobélie enflée, plante	0,030 »
Cactus grandiflora, plante	0,0'0 »
Ergot de seigle	0,0·0 »
Pulsatille noire, plante fraîche.	0,150 »
Bourse à pasteur	0,280 »

INJECTION 2

Contre névralgie, odontalgie, sciatique, maladie du foie.

A base d'*Essence de Fébrifuge 1* à la 3ᵉ dilution
dans du sérum physiologique et préparée selon la
formule ci-dessous :

Aconit, plante fraîche	0,120 gr
Jasmin jaune	0,045 »
Quinquina royal, écorce	0,240 »
Boldo écorce	0,025 »
Gentiane, racine fraîche	0,120 »
Camomille, fleurs fraîches	0,240 »
Reine des prés, plante.	0,120 »
Frêne, écorce	0,045 »
Ipéca, racine	0,045 »

INJECTION 3

Contre douleurs rhumatismales, lumbago.

A base d'*Essence de Goutteux* à la 3ᵉ dilution dans du sérum physiologique et préparée selon la formule ci-dessous :

Colchique, semences.	0,100 gr.
Romarin sauvage, feuilles	0,100 »
Noix vomique.	0,100 »
Pulsatille noire, plante.	0,100 »
Lycopode	0,100 »
Rhododendron, feuilles fraîches	0,010 »
Houblon.	0,100 »
Bardane, racine	0,100 »
Iodure de potassium	0,040 »
Carbonate de lithine	0.100 »
Salicylate de soude.	0,040 »
Soufre lavé.	0,040 »
Pétrole redistillé.	0,004 »
Bichlorure de mercure I. D.	0,040 »

INJECTION 4

Préservatif de la phtisie.

A base d'*Essence de Pectoral 1* à la 3ᵉ dilution dans du sérum physiologique et préparée selon la formule ci-dessous :

Lierre terrestre, plante	0,180 gr.
Camomille, fleurs fraîches	0,275 »
Lichen d'Islande.	0,275 »
Serpentaire, racine	0,090 »
Asclépiade tubéreuse	0,090 »
Lycopode	0,090 »

INJECTION 5

Curatif de la phtisie.

A base d'*Essence de Pectoral 2* à la 3ᵉ dilution dans du sérum physiologique et préparée selon la formule ci-dessous :

Lierre terrestre, plante.	0,120 gr.
Drosera, plante	0,200 »
Camomille, fleurs fraîches	0,185 »
Belladone, feuilles fraîches	0,130 »
Lichen d'Islande.	0,185 »
Serpentaire, racine	0,060 »
Asclépiade tubéreuse	0,060 »
Lycopode	0,060 »

INJECTION 6

Contre le choléra.

A base d'*Essence de Cholérique* à la 3ᵉ dilution dans du sérum physiologique et préparée selon la formule ci-dessous :

Cuivre, I. D.	0,130 gr.
Camphre.	0,130 »
Ac. arsénieux I. D	0,030 »
Eucalyptus, feuilles fraîches	0,130 »
Belladone	0,130 »
Ellébore, racine fraîche	0,055 »
Quinquina royal, écorce	0,250 »
Ergot de seigle	0.025 »
Mercure soluble	0,025 »
Soufre	0,055 »
Bistorte, racine	0,140 »

INJECTION 7

Contre cancer, tumeurs, goître, adénite scrofuleuse.

A base d'*Essence d'Organique 1* à la 3ᵉ dilution dans du sérum physiologique et préparée selon la formule ci-dessous :

Mouron, plante fraîche.	0,250 gr.
Morelle noire, plante fraîche	0,110 »
Cytise, feuilles et fleurs fraîches	0,020 »
Laurier-cerise, feuilles fraîches	0,040 »
Fucus vésiculeux.	0,110 »
Condurango, écorce.	0,225 »
Hamamélis »	0,215 »
Silice . . . . ;	0,020 »

INJECTION 8

Contre croup et diphtérie.

A base d'*Essence de Diphtérique* à la 3ᵉ dilution dans du sérum physiologique et préparée selon la formule ci-dessous :

Condurango, écorce.	0,110 gr.
Fucus vésiculeux.	0,050 »
Hamamélis, écorce	0,110 »
Cytise, feuilles et fleurs fraîches	0,010 »
Silice.	0,010 »
Granule de Mercure 1. D.	0,0002 »
Eucalyptus, feuilles.	0,430 »
Mouron, plante	0,110 »
Morelle »	0,110 »
Laurier, feuilles	0,020 »
Chélidoine, plante fraîche	0,100 »

INJECTION 9

Contre la syphilis.

A base d'*Essence de Lymphatique 8* à la 3ᵉ dilution dans du sérum physiologique et préparée selon la formule ci-dessous :

Ciguë, plante fraîche	0,080 gr.
Buis, feuilles fraîches	0,125 »
Noyer » »	0,125 »
Génévrier, baies.	0,125 »
Persil, graines.	0,040 »
Douce-amère, tiges.	0,080 »
Bardane, racine	0,165 »
Saponaire	0,080 »
Sabine, feuilles	0,090 »
Iode	0,010 »
Soufre	0,080 »

INJECTION 10

Contre la neurasthénie et la débilité générale.

A base d'*Essence de Nerveux* à la 3ᵉ dilution dans du sérum physiologique et préparée selon la formule ci-dessous :

Arnica, plante fraîche.	0,250 gr.
Armoise » »	0,225 »
Mélisse » »	0,045 »
Belladone, feuilles fraîches	0,120 »
Damiana » »	0,090 »
Café	0,045 »
Jasmin jaune, racine	0,090 »
Valériane »	0,045 »
Noix vomique.	0,090 »

KOLA-MARC
(Appelé aussi KOLA-COCA)

Est un tonique reconstituant à effet passager, mais permettant de rétablir rapidement des natures profondément épuisées ; il est facilement supporté par les estomacs les plus délicats. Il se compose comme suit :

Extrait de Noix de Kola	0,10 gr.
Extrait de feuilles de Coca.	0,10 »
Formiate de chaux	0,01 »
Chocolat fin vanillé	0,70 »

Pour une pastille comprimée.

GADUSINE

Nous avons quelque peu modifié la formule de cette préparation, la calcination de l'huile de foie de morue détruisant les matières organiques et les lipoïdes que conserve le mode de préparation. Actuellement son pouvoir reconstituant est sensiblement augmenté et son effet est absolument certain dans tous les cas de croissance exagérée et sur les natures lymphatiques, anémiques, scrofuleuses, prétuberculeuses, etc. Sa composition est la suivante :

Extrait éthéro-alcoolique d'huile de foie de morue	0,100 gr.
Lécithine	0,020 »
Iode organique	0,010 »
Pyrophosphate de fer.	0,010 »
Hypophosphate de soude, de chaux, de magnésie et de potasse. . . . . . . ââ	0,100 »
Sucre vanillé.	100

Dose : Deux cuillerées à café le matin au petit déjeuner.

CACHETS GOBEY

Antifermentescibles, absorbants, contre les troubles d'estomac, dyspepsie, crampes, flatuosités, etc.

Bétol	0,25 gr.
Magnésie	0,25 »
Charbon	0,25 »
Essence de nerveux	1 »

Diviser en 100 cachets, un après chaque repas.

SANTONINE ET JALAP

Excellent remède contre les vers.

Santonine.	2 gr.
Jalap	4 »
Sucre de lait.	19 »

Pour 100 pastilles à 25 centigrammes.

KOUSSO ET KAMALA

Remède parfait contre les ténia, botriocéphale, etc. Ce sont des pastilles de 50 centigr., à parties égales de kousso et de kamala.

ARTICLES DE TOILETTE

Savon rose.

Est un excellent savon qui conserve la fraîcheur du teint, donne à la peau une agréable sensation de souplesse et prévient la chute des cheveux.

```
Essence de Lymphatique 5.  .  .  .  .  .  .    5 gouttes
Lanoline .  .  .  .  .  .  .  .  .  .  .  .  .    2 gr.
Savon pilé  .  .  .  .  .  .  .  .  .  .  .  .   98  »
```

Pour un savon.

Savon vert.

Préserve des maladies de la peau, enlève les pellicules, guérit les éruptions, les boutons, les dartres, les piqûres d'insectes.

Excellent pour la barbe.

```
Essence d'Organique 5  .  .  .  .  .  .  .  .    5 gouttes
Lanoline  .  .  .  .  .  .  .  .  .  .  .  .      2 gr.
Salol.  .  .  .  .  .  .  .  .  .  .  .  .  .     1  »
Savon pilé.  .  .  .  .  .  .  .  .  .  .  .     98  »
Chlorophylle .  .  .  .  .  .  .  .  .  .  .     20 gouttes
```

Pour un savon.

Lotion tonique pour les cheveux.

```
Feuilles de noyer .  .  .  .  .  .  .  .  .  .   90 gr.
Eau.  .  .  .  .  .  .  .  .  .  .  .  .  .  .    3 litres
```

Faire bouillir et évaporer jusqu'à réduction des 2/3.

```
Suie préparée.  .  .  .  .  .  .  .  .  .  .  .  400 gr.
Eau  .  .  .  .  .  .  .  .  .  .  .  .  .  .  .   3 litres
```

Faites réduire comme ci-dessus, filtrer et ajouter :

```
Alcool à 95°  .  .  .  .  .  .  .  .  .  .  .  . 900 gr.
Nitrate de Pilocarpine.  .  .  .  .  .  .  .  .    3  »
Acide salicylique.  .  .  .  .  .  .  .  .  .  .    3  »
Aldéhyde formique.  .  .  .  .  .  .  .  .  .      3  »
Extrait lymphatique  .  .  .  .  .  .  .  .  .    70  »
Essence de millefleurs.  .  .  .  .  .  .  .  .  150  »
```

L'emploi continu de cette lotion empêche la chute

des cheveux, entretient leur souplesse et retarde longuement leur décoloration.

Elixir dentifrice fluidor
à l'Extrait organique.

Essence de menthe Mitcham.	5 gr.
Teinture de benjoin.	20 »
Essence de cannelle.	2 »
— — girofle	2 »
Eau de roses	50 »
Extrait organique	20 »
Alcool 90° q. s. pour	1 litre

Pilules laxatives savonneuses.

Extrait de Cassia acutifolia	0,03 gr.
— — Cascara sagrada	0,03 »
Résine de podophyle.	0,01 »
Savon amygdalin	0,05 »

Pour tous les cas où la constipation doit être évitée.

Juglandette.

Extrait de noyer sec	150 gr.
Bicarbonate de soude	850 »

Pour injections vaginales.

Fraxino juglandette.

Extrait de noyer sec	100 gr
— — frêne sec	100 »
Bicarbonate de soude	800 »

Pour bains.

Pastilles dentifrices.

Carbonate de chaux	50 gr.
Os de seiche	100 »
Sucre	10 »
Amidon	20 »
Essence menthe anglaise	10 »
Carmin	0,50 »
Essence de Lymphatique 5	2 »
— — Organique 4	2 »

Pastilles excellentes pour les soins des dents, entretiennent les gencives en bon état et enlèvent toute mauvaise odeur à la bouche.

CHAPITRE IV

CONSIDÉRATIONS SUR L'HYGIÈNE

Frappé de l'ignorance dans laquelle chacun se tient en ce qui concerne les différents soins de l'organisme humain au milieu des nombreuses perturbations de la vie, constatant à chaque instant les conceptions fausses inoculées à tous presque avec la vie, regrettant profondément le peu de préparation donnée à la femme pour remplir convenablement son rôle d'épouse et de mère, nous croyons rendre un service immense à la société en mettant chacun de nos clients à même de connaître ses devoirs personnels pour garder sa santé aussi parfaite que possible, pour la donner plus parfaite aux rejetons qui doivent continuer la race. Si la déchéance fatale est notre lot, sachons lutter pour en retarder de notre mieux la triste échéance. Efforçons-nous de prendre de l'âge, mais de ne pas vieillir. Avec la santé on est jeune toute sa vie. La maladie vous rend vieux à tout âge.

Nous considérerons donc dans ce chapitre ce qu'il convient à tous de faire pour se mieux défendre contre les ennemis qui nous pourchassent. Dans un premier paragraphe nous traiterons de l'hygiène générale.

Comme pour la femme il existe une situation particulière pendant le temps où elle se dispose à être mère ; nous parlerons dans un deuxième paragraphe des soins spéciaux que réclame cet état.

Enfin le jeune enfant tombant souvent dans des mains inexpérimentées, chez des mères qui ignorent tout de la façon dont doit être conduite cette vie qui débute en des organes à peine formés, nous croyons nous rendre utile à la famille et sauver bien des vies en éclairant toutes ces jeunes mères et les empêchant de ruiner souvent pour toujours la santé de leurs enfants : ce sera la partie de l'hygiène infantile.

I. — HYGIÈNE GÉNÉRALE

Nos malades nous ont déjà souvent entendu énoncer cette formule : « Pour nous, le meilleur régime est de ne pas en avoir ! » Nous le maintenons dans toute sa rigueur. Les nombreux malades qui nous sont venus, après des privations des plus pénibles et souvent de longue durée, sont là pour témoigner que nous ne leur avons jamais menti en leur disant de cesser au plus vite, dans leur intérêt, cette vie de torture.

Cette conception de l'alimentation ne nous fait cependant pas perdre de vue les conditions rationnelles et sages d'une nourriture appropriée. Pour nous éviter de redire à chacun de nos malades quels sont les meilleurs éléments d'entretien journalier, nous allons étudier ensemble les propriétés des différentes substances utilisées pour réparer nos pertes journalières. Si nous brûlons, il nous faut du combustible : la nature de ce combustible n'est pas indifférente, il faut rechercher celle qui convient le mieux.

Ces aliments sont ou minéraux ou organiques. Parmi les premiers nous n'aurons à parler que des chlorures, des phosphates et des boissons. Les aliments organiques sont constitués par les graisses, les hydrates de carbone, et les albuminoïdes.

Le chlorure de sodium ou sel marin est le sel fondamental du sérum sanguin. Son action sur la fonction digestive est d'une grande importance. Sa présence sur la langue excite la sécrétion des glandes salivaires et provoque la congestion des vaisseaux sanguins de la muqueuse stomacale. Il contribue également à la formation de l'acide chlorhydrique si utile pour le bon fonctionnement de la digestion. De là la bonne action produite sur la digestion par l'absorption des potages, des huîtres, du jambon fumé, etc., au début du repas. Donc les aliments cuits en présence du sel sont plus digestifs que les aliments cuits sans sel.

N'oublions pas cependant que l'alimentation trop salée et prolongée amènerait une présence exagérée d'acide chlorhydrique dans l'estomac. Dès lors le malade dont l'estomac est brûlant, laisse une sensation de forte cuisson quelques heures après les repas, doit préparer ses aliments avec peu de sel, et peut même se priver complètement, pendant un certain temps, de sel dans sa nourriture.

Les malades soumis au régime complètement déchloruré ne tardent pas à constater que leur appétit diminue pour disparaître complètement jusqu'au jour où le sel est rendu à l'alimentation.

Il ne faut donc exagérer ni dans un sens ni dans l'autre. Chez les malades dont les reins sont fragiles, chez les albuminuriques, chez les brightiques il convient de contrôler la fonction d'éliminination des chlorures et de rechercher si la dose de chlorure absorbée répond à la dose de chlorure éliminée. Les personnes qui se nourrissent surtout de légumes doivent user d'une dose de sel plus élevée que les personnes qui mangent de la viande. En général 10 grammes de sel par jour ajouté à l'alimentation est une ration qui ne doit pas être dépassée.

On a constaté par les analyses que l'acide phosphorique combiné à différentes bases entrait dans la constitution de presque tous nos organes. Les muscles renferment des phosphates, du chlorure de sodium, du sulfate de soude ; les globules du sang contiennent du phosphate de fer ; le système nerveux est riche en phosphate de potasse ; les os sont pour une large part constitués par du phosphate de chaux.

Or les phosphates minéraux ne sont que peu assimilables pour notre organisme et là encore la dose homéopathique devient d'un secours précieux.

Les œufs, le lait, la viande surtout renferment de grandes proportions d'éléments phosphorés organiques et inorganiques. C'est donc dans ces aliments qu'il convient de chercher les phosphates dont nous avons besoin. Mais l'alimentation phosphorée doit surtout être cherchée parmi les végétaux. Et le mieux pour obtenir la reconstitution de ces phosphates est donc de s'adresser à l'alimentation mixte, pain, viandes, légumes variés.

L'insuffisance d'entretien de nos phosphates peut être considérée comme une des grandes raisons de l'état de dépression nerveuse qui constitue la neurasthénie si répandue de nos jours par suite de surmenage et de vie agitée.

Les extraits de malt peuvent être utilisés également comme un bon élément de réparation ou d'entretien de nos phosphates.

L'eau est le plus important des aliments minéraux, et entre pour les 66 °/. dans la constitution du corps de l'adulte. Les sucs digestifs contiennent 90 °/₀ d'eau, la salive en renferme 69 °/₀.

On peut donc juger l'importance de cet élément pour l'entretien de la santé.

Les reins, les poumons, les intestins, la peau en éliminent journellement d'assez grandes quantités sous forme de déchets excrémentitiels. La réparation doit être en rapport des pertes. Or un adulte de 60 kilos au repos perd environ 2 litres d'eau en vingt-quatre heures et 2 litres 1/2 quand il fatigue. En trop grande quantité l'eau détermine une augmentation des albuminoïdes et des oxydations.

Si la quantité d'eau ingérée est trop faible la graisse diminue; la déshydratation des tissus est combattue en effet par l'oxydation de l'hydrogène des substances graisseuses et élimination d'eau.

L'eau est donc indispensable; c'est la boisson par excellence et les boissons alcooliques ne sauraient être supportées sans la présence de l'eau.

L'eau doit être pure et potable, c'est-à-dire qu'elle

ne doit renfermer aucun microbe nocif, être claire, transparente, inodore, sans saveur particulière et fraîche : elle doit être exempte d'éléments organisés ; elle ne doit renfermer que des traces de chlorures, de nitrates, de sulfates, ne contenir aucune trace d'ammoniaque, d'acide sulfhydrique, d'acide azoteux.

L'eau bouillie est malheureusement lourde et indigeste, désagréable : la seule façon de l'utiliser serait de la prendre sous forme d'infusion (camomille, thé, tilleul, menthe, sauge, cassis, etc.).

Les eaux chargées de calcaires sont des plus néfastes au point de vue des sécrétions rénales, hépatiques.

L'eau qui tombe du ciel recueillie dans des bacs en ciment armé, filtrée nous paraît la plus favorable et la plus saine.

Sans doute les eaux de table peuvent rendre des services, mais on ne peut les utiliser pour tous les soins, même pour la préparation des légumes (la salade par exemple) et leur emploi devient trop dispendieux pour le plus grand nombre des familles.

La dose de 400 grammes d'eau par repas est la dose maxima qu'il convient d'absorber : les malades dyspeptiques, dilatés, devront en réduire la quantité d'au moins la moitié, mais devront compléter quelques heures après le repas. L'eau glacée coupe la digestion et congestionne la muqueuse de l'estomac : à 10 degrés elle est des plus agréable et digestive ; les dyspeptiques devront cependant en élever un peu la température et souvent une infusion chaude leur conviendra mieux encore.

La glace alimentaire doit avoir la pureté de l'eau.

Les infusions n'ont de valeur alimentaire que celle de l'eau tout en étant, en raison de leurs composants, ou apéritives, ou digestives, ou excitantes, ou calmantes, ou diurétiques, ou astrigentes, etc.

L'infusion de tilleul additionné de trois ou quatre feuilles d'oranger est calmante, sédative.

L'infusion de camomille est très digestive : la menthe poivrée, la sauge, le serpollet ont à peu près la même propriété.

L'infusion de houblon est apéritive.

L'infusion d'oranges amères est la plus eupeptique des boissons.

Le café, le thé ont une action excito-cardiaque, excito-musculaire, et excito-cérébrale : ce sont des boissons très stimulantes.

Quand les règlements d'hygiène imposent de faire bouillir l'eau, le meilleur moyen d'obtempérer à cet ordre est d'user de quelqu'une des infusions indiquées ci-dessus.

Le lait ajouté à ces infusions les rend presque inopérantes et leur retire leur action stimulante.

L'usage du café et du thé doit être très modéré sous peine de voir un état d'excitation générale, d'émotivité très grande, de tremblement même, de vertiges, de bourdonnements d'oreille, de palpitations, remplacer l'état normal. Plus on se fatigue, plus on a besoin d'excitants, mais l'excitation factice produite par ces boissons fait naître l'épuisement, des névralgies, des troubles cérébraux. Le thé vert est surtout beaucoup plus actif que le thé noir.

Le cacao et le chocolat renferment une grande proportion d'oxalate de chaux, de la théobromine, des

graisses, du sucre, des substances azotées : ce sont
des excitants et des aliments très riches mais ils ne
conviennent pas à ceux dont les reins sont fragiles,
aux rhumatisants, aux graveleux, aux arthritiques. Le
chocolat est pénible a digérer pour les estomacs paresseux.

A ces éléments nutritifs liquides, il convient d'ajouter les boissons fermentées. *L'alcool est un aliment.* Il
est indiscutable que cet aliment, ainsi que toutes
les boissons fermentées, n'est pas *indispensable* pour
vivre, mais il n'en est pas moins vrai que la privation
de cet aliment devra être compensée par d'autres éléments. L'abus de ces substances ne doit pas détour-
ner de l'usage raisonné et sage. Avec le plus grand
nombre des auteurs nous estimons que la dose maxima
journalière pour un homme de force moyenne est de
un gramme d'alcool par kilogramme du poids individuel, donc de 60 à 80 grammes en moyenne, dose cor-
respondant à 600 ou 800 centimètres cubes de vin titrant 10 °/.. L'usage des faibles doses d'alcool en fait
un médicament cardio-vasculaire, stimulant du système nerveux et remontant.

Le vin est lui aussi un aliment : il renferme en effet
de l'eau, de l'alcool éthylique, des matières colorantes,
du tartre, de la glycérine et du sucre.

La combustion de ces éléments correspond à environ 600 calories par litre de vin : ce qui fait du vin,
au point de vue calorigénique, l'équivalent à son poids,
de lait ; aux deux tiers de son poids de viande ou de
pommes de terre ; au quart de son poids de pain.

Les vins de Bordeaux titrent en général de 9 à 10 °/°

d'alcool et sont plus pauvres en tanin que les bourgognes. Ce sont les vins les plus favorables aux malades qui ont besoin d'être remontés et dont les organes sont cependant facilement congestifs.

Les bourgognes titrent de 10 à 12 %, d'alcool, sont plus stimulants que les bordeaux mais sont par là même plus nocifs à tous les congestifs, aux goutteux, aux arthritiques, aux lithiasiques, aux graveleux.

Les champagnes sont stimulants, antiémétiques en raison de leur acide carbonique ; digestifs, surtout quand ils sont coupés d'eau ou pris à faibles doses

La bière est plus nutritive que le vin et plus riche en sels. Elle est moins excitante. Le houblon la rend stomachique, de même l'acide carbonique et les diastases dérivées de l'orge la rendent favorable au travail de la digestion.

Une bonne bière renferme une moyenne de 3 à 5 %, d'alcool, 0,1 à 0,2 d'acide carbonique, 4 à 5 %, de maltose ; 0,05 à 0,12 %, d'azote ; de petites quantités de glycérine.

Sa valeur calorigénique équivaut aux deux tiers de son volume de lait ; à la moitié de son poids de viande ou de pommes de terre.

La bière est diurétique et, en été surtout, elle dispose à la transpiration. Elle ne convient pas aux diabétiques, aux goutteux, aux dyspeptiques, aux obèses, aux albuminuriques, aux malades des voies urinaires.

Le cidre est moins nutritif que le vin et que la bière : il ralentit le travail de la digestion et convient ainsi à ceux dont la digestion est trop précipitée. Il est antigoutteux et antirhumatismal.

Aliments organiques. Les graisses.

Le suc pancréatique saponifie et émulsionne les graisses. Le dédoublement des graisses est d'une extrême lenteur, mais leur résorption est rapide.

La bile agit sur les graisses presque avec la même puissance que le suc pancréatique. Les maladies du pancréas ou du foie viennent donc contrarier l'action d'alimentation par les corps gras, si la quantité de graisse absorbée est supérieure à la quantité de graisse oxydée, l'excédent se dépose dans les tissus. Il faut à l'adulte une moyenne de 70 à 100 grammes de graisse par vingt-quatre heures. Un gramme de graisse donne en moyenne 9 calories, c'est-à-dire près de deux fois et demie plus que l'albumine ou que les hydrates de carbone. De cette puissance calorigénique découle l'utilisation des graisses comme aliment d'épargne dans les régions froides. Les graisses sont surtout d'un grand secours dans les maladies de consomption ; comme la tuberculose. On les prend soit *nature* (beurre, huiles variées) soit sous forme d'aliments contenant des graisses (lait, lard, crèmes, noix, amandes, jaune d'œufs), soit enfin associés à d'autres aliments ; cuisine au beurre, cuisine à l'huile d'olive, etc.

Les hydrates de carbone.

Ce sont des composés organiques dont les quantités d'oxygène et d'hydrogène sont dans le même rapport que dans l'eau $C^m (H^2O)^x$ et comprennent :

les glucoses $(C^6 (H^2O)^6$

les saccharoses $C^{12} (H^2O)^{11}$

les amyloses $[C^6 (H^2O)^5]^n$

Le glucose ordinaire ou sucre de raisin est très commun dans les végétaux : le miel en contient, le sang humain en renferme 1 °/. à peu près. C'est le glucose qui caractérise l'urine des diabétiques.

Les saccharoses principaux sont :

1° Le sucre de canne, sucre ordinaire, les sucres de betterave, carotte, panais, navet, érable, maïs, sorgho, etc.

2° Le lactose se retrouve dans le lait de tous les mammifères.

3° Le maltose qui se forme en même temps que la dextrine en soumettant les matières amylacées à l'action de la diastage de l'orge germée (bière), de la ptyaline (contenue dans la salive) ou du suc pancréatique, d'où importance de la salivation pour le bon travail de la digestion.

Les hydrates de carbone, si on en excepte les celluloses, sont absorbés presque en totalité par l'intestin ; et au point de vue nutritif, exercent une action similaire à celle des graisses.

Ces éléments sont multipliés à l'excès autour de nous dans le règne végétal et constituent ainsi un aliment d'un prix très modique et de premier ordre tout en tenant compte qu'ils doivent être associés à une certaine ration de graisse constituant ainsi un aliment plus riche et plus complet.

Le sucre en particulier constitue *un aliment d'épargne, de travail :* c'est le meilleur antidote de l'alcool.

Il est cependant à noter que pris en excès, il détermine des fermentations d'estomac, des brûlures, de l'inappétence et des troubles de l'intestin.

Albuminoïdes.

Ce sont des substances que l'on rencontre dans presque tous les tissus animaux et végétaux et constituent des aliments dont nous avons absolument besoin. Les produits de leur dédoublement dans l'organisme sont surtout l'urée et l'acide urique.

On peut les diviser en deux groupes : les coagulables ou groupe des albumines globulines, et les non coagulables ou groupe des caséines.

L'œuf, le lait, le sérum du sang, le muscle, donnent des éléments du premier groupe et sont solubles dans l'eau distillée.

Les caséines ne sont coagulables ni par l'alcool ni par la chaleur ; elles constituent la matière albuminoïde principale du lait où l'on en retrouve de 30 à 40 grammes par litre.

Les albuminoïdes sont constitués par la combinaison de cinq éléments : carbone, oxygène, azote, hydrogène, soufre.

Nous allons étudier la richesse des différentes substances dont il a été fait mention dans les aliments que nous utilisons.

	Albumines	Graisses	Hydrate de carbone	Sels	Eau
Viande de bœuf, contient en moyenne	21	6	0,3	1	61,1/2
Pain de froment frais . . .	7	0,4	52	1	89,6
Fromage de gruyère. . . .	30	30	1,8	5	33,5

On peut donc considérer les viandes comme aliments albuminoïdes, presque dépourvus de substances hydro-carbonisées, comme aliments gras plus ou moins suivant les espèces.

Ce sont les aliments albuminoïdes dont l'assimilation est la plus complète et la plus facile avec le minimum de travail digestif ; mais qui subissent avec la plus grande facilité les évolutions putrides, même intestinales. Ils ne laissent que peu de résidu excrémentitiel d'où leur tendance à apporter la constipation.

Il convient de choisir les viandes d'après leur richesse en principes nutritifs et leur moindre résidu en déchets.

On peut les diviser en trois qualités, prenant la *viande de bœuf* comme élément type :

La viande de première qualité est constituée par celle des régions supérieures et postérieures de l'animal : gîte à la noix, culotte, romsteck, aloyau, entrecôte, faux-filet, tranche, filet.

Dans la deuxième qualité sont : la bavette d'aloyau, côtes, le paleron, le talon de collier.

La troisième qualité renferme les muscles abdominaux (plats de côtes, pis), les parties du cou et de la tête (collier et plat de joue) les parties inférieures des membres (gîtes).

Le veau plus pauvre en myosine, plus riche en nucléines est moins digestible que la viande de bœuf. Cette viande fait augmenter l'excrétion d'acide urique, et les arthritiques, les goutteux, les eczémateux, les graveleux etc., doivent plutôt l'éviter.

Dans la première qualité on a les carrés, les longes et rognons, cuissots.

La tête et l'épaule constituent la deuxième qualité.

Le collet et la poitrine sont de troisième qualité.

Le mouton, plus gras que le bœuf est moins digestible.

La première qualité donne les carrés et le gigot.

La deuxième qualité est constituée par l'épaule.

La tête, le collet, la poitrine sont de troisième qualité.

Le porc, très riche en graisse, à fibres très serrées et compactes est une viande lourde à digérer, ne doit être mangé que très cuit et réclame une mastication sérieuse.

La première qualité donne : la longe de devant, la longe de derrière, les jambons.

La tête, les côtes, l'épaule, le ventre sont de deuxième qualité.

Le cheval d'âge moyen, bien nourri, pas fatigué, est de valeur digestive et nutritive équivalente à celle du bœuf tout en étant plus maigre.

Les différents abats ou viscères sont également des aliments parfaitement utilisables, et leur composition au point de vue chimique n'est pas très différente de celle des muscles.

La cervelle a une composition presque équivalente à celle du jaune d'œuf ; elle est assez digestible, et

très nutritive et est très riche en graisse : très bon
pour les convalescents.

La moelle osseuse renferme jusqu'à 90 °/. de graisses très riches en lécithines phosphorées : elle est de
digestion difficile. Les anémiques, les leucémiques,
les chlorotiques y puiseront un bon élément de reconstitution.

Les foies de bœuf, de porc, sont indigestes parce
que gras et compacts : ceux de veau et de mouton
peuvent être mis au rang des viandes musculaires
au point de vue nutritif et digestif.

Les rognons de mouton, de porc, de veau sont très
nutritifs et très digestifs.

La tête de veau et celle de porc, les pieds de mouton et ceux de porc n'ont que peu de valeur nutritive
et sont difficiles à digérer.

La langue constitue un mets délicat, nourrissant,
de digestion facile.

Le ris de veau renfermant beaucoup de nucléines
provoque une abondante excrétion d'acide urique.

Il est bon de remarquer qu'au point de vue *calorimétrique* la viande est loin de donner le rendement
fourni par les végétaux. C'est ainsi que 100 grammes
de viande maigre donnent environ 80 calories, contre
345 fournies par le riz, 257 par le pain, 98 par la
pomme de terre.

Quant à la question de la *viande crue*, nous nous

contenterons d'en signaler les avantages et les inconvénients laissant chacun à même de juger en dernier ressort.

Avantages : α. Dans les mêmes conditions de temps et de fonctionnement d'organe le suc gastrique dissout deux fois plus de viande crue que de viande bouillie.

β. Elle est plus nutritive et plus toxique.

γ. Elle est un puissant excitant de la sécrétion stomacale; quand, au contraire, celle de la viande bouillie sur cette fonction est presque nulle.

On peut utiliser de 50 à 100 grammes de viande crue dans une même prise.

Inconvénient : La viande crue peut contenir des germes dangereux depuis celui de la tuberculose jusqu'à celui de la trichine et du cysticerque.

Viandes cuites. — Avantages : α. Ce qui est vrai pour la viande bouillie cesse de l'être pour la viande rôtie et cette dernière *saisie*, saignante, est presque aussi nutritive, aussi digestive que la viande crue ; elle est par là même plus appétissante, plus agréable au goût.

β. On en peut prolonger plus longtemps l'usage que pour la viande crue car elle est moins répugnante que cette dernière.

γ. La cuisson attendrit, dissout en partie les éléments conjonctifs de la viande, les tendons, les cartilages, les aponévroses et les rend plus utilisables pour l'organisme.

δ. Elle est plus stérilisée et comporte le minimum

de danger quand surtout on a eu soin de la bien saisir et de pouvoir porter la température intérieure à un degré assez élevé sans altérer pour cela la finesse de cette viande. Il faut compter une moyenne de quinze minutes de cuisson par livre de viande.

Pour obtenir un rôti parfait il doit :

α. Etre fait dans un morceau assez épais.

β. Il doit être saisi par un feu vif et ardent.

γ. Et enfin ne doit être salé qu'en dernier lieu, le sel faisant couler le sang et perdre ainsi une part de la qualité de la viande.

δ. Enfin il faut avoir soin d'arroser abondamment et souvent avec le jus de la viande mêlé d'un peu de beurre fondu.

La viande bouillie perd la plus **grande** partie de **ses** albuminoïdes solubles et coagulables, ses peptones préexistantes, ses pigments solubles, ses ferments.

La viande bouillie est longue à digérer, s'assimile mal, et devient même dangereuse quand les reins ne sont pas parfaits. On peut la tolérer aux personnes bien portantes, mais l'interdire aux malades.

Le bouillon est peu nutritif : 1.000 grammes de bouillon équivalent en albumines à 40 grammes de viande crue. Par contre, le bouillon excite très avantageusement la sécrétion gastrique, et devient ainsi utile dans l'*hypochlorhydrie*, l'asthénie gastrique, les *anorexies*.

Contenant de la xanthine, de la hypoxanthine, de la créatine, de la créatinine, éléments qui se rapprochent de la caféine, de la théobromine, de la théocine, le bouillon devient un excitant du cœur dont il active les battements en élevant la tension artérielle. Il peut donc servir à remonter les convalescents ; mais reste défavorable aux athéromateux, aux artérioscléreux, aux hypertendus.

Facilitant la formation d'*acide urique* le bouillon sera défavorable aux goutteux, aux rhumatisants, aux uricémiques, aux malades disposés aux coliques néphrétiques ou aux coliques hépathiques.

Les bouillons de jarret de veau, de poulet, de lapin, de pigeon, sont plus riches en éléments nutritifs gélatineux, moins riches en substances extractives, par conséquent moins toxiques et plus légers que le bouillon de bœuf.

Les viandes de conserves sous toutes les formes du commerce, *saucissons variés*, boudins, cervelas, saucisses, fromage de tête, pâtés de foie gras, sont grasses, lourdes à digérer, facilement fermentexibles, et demandent un estomac, un foie, un intestin, des reins absolument parfaits.

Les viandes fumées (jambons, langues), sont d'une conservation indéfinie, moins putrescibles que les viandes fraîches et peuvent être utilisées avec avantage chez les entériteux.

Les poissons sont ou maigres ou gras.

Les maigres (sole, limande, truite, rouget, dorade, bar, grondin, merlan, merlue, morue, brochet, perche, tanche), sont légers, très digestibles et nutritifs bien qu'un peu inférieurs à la viande.

Les poissons gras (saumon, turbot, anguille de rivière et anguille de mer, hareng, raie, maquereau, alose, carpe, tanche) sont lourds, indigestes, mais par contre plus nutritifs que les précédents.

Il faut se souvenir que le poisson se putréfie avec une excessive rapidité et que la plus légère altération peut causer des troubles de la peau (eczéma, urticaire, démangeaisons, diarrhée, température).

Il conviendra donc de donner aux poissons maigres une sauce grasse ; aux poissons gras une sauce maigre.

Les crustacés (crevettes, homards, écrevisses, huîtres, moules, escargots) sont riches en albuminoïdes et pauvres en graisses ; ils sont plutôt de digestion difficile si on en excepte l'huître qui est très légère et rapidement digérée et très nutritive.

L'œuf (60 grammes comme moyenne de poids) contient environ 35 grammes de blanc et 18 grammes de jaune.

Le blanc se compose de 30 grammes eau, 4, 1/2 d'albumines, de 0,25 de sels.

Le jaune renferme 9 grammes eau, 2,9 d'albumines, 5,7 de graisses, 0,25 de sels.

Un œuf équivaut donc en pouvoir nutritif à 150 gr. de lait de vache, à 50 grammes de viande. Au point de vue digestibilité et utilisation intestinale on peut dire que c'est un des aliments qui passent le plus rapidement par le tube digestif avec le minimum de déchet intestinal.

Nous devons cependant reconnaître après une longue suite d'observations que les œufs sont très mal supportés par un grand nombre de foies et d'intestins. Que la plupart des enfants avant l'âge de 5 ans s'en trouvent très mal au point de vue foie surtout, et que nous sommes obligés de les proscrire de l'alimentation courante des entériteux et des hépatiques. Quant à l'action de l'œuf sur l'albuminurie nous pouvons affirmer qu'elle est absolument nulle, et que l'œuf peut être mangé par un albuminurique.

N'oublions pas non plus de signaler la grande facilité avec laquelle les blancs d'œufs peuvent s'altérer et former des leucomaïnes très toxiques, qui ont été le point de départ de véritables empoisonnements par crèmes (Saint-Honoré surtout).

Une minute de séjour à l'eau bouillante coagule à peine la couche externe du blanc : avec deux minutes, la moitié externe du blanc est coagulée ; à trois minutes, tout le blanc est pris sans être dur ; à quatre minutes, la couche externe du jaune durcit ; avec cinq minutes, le jaune est de consistance pâteuse, et tout l'œuf durcit avec dix minutes d'ébullition.

La digestibilité de l'œuf est en rapport avec le degré de cuisson, et l'œuf dur est indigeste.

L'addition de beurre ou d'huile rend l'œuf plus lourd et en augmente la valeur nutritive.

Le lait est constitué par un milieu aqueux dans lequel sont en dissolution des sels, le lactose, différentes albumines, des albuminoïdes à l'état de demi-solution et des corps gras.

La densité moyenne d'un bon lait de vache est de 1.032 contenant, par litre, 42 grammes d'albuminoïdes, 42 grammes de beurre, 46 grammes de lactose, 4 gr. 1/2 de sels minéraux. C'est **donc** un aliment complet.

Voici, **en** tableau de comparaison, les éléments constituants de différents laits employés dans l'alimentation, surtout de l'enfant.

	Densité moyenne	Albumi- noïdes	Hydrate de carbone	Graisses	Sels
Lait d'ânesse	1030	12	70	31	4,5
— de chèvre. . . .	1031	40	40	42	5,6
— de femme. . . .	1030	24	58	40	2
— de vache	1032	42	46	42	4,5

Le lait d'ânesse paraît donc constitué comme un lait de femme étendu d'eau avec addition de sucre et de sels.

Le lait de vache, pour devenir semblable à celui de la femme, devra être coupé d'eau et être sucré.

Le lait de chèvre, très minéralisé, est par ses autres éléments un lait intermédiaire à celui de la femme et au lait de vache.

Le lait d'ânesse enfin est plus léger, plus digestif, mais moins nourrissant que le lait de la femme.

La caséine représente la plus grande partie des albuminoïdes du lait. Elle n'est pas coagulable par la chaleur mais par l'action de la présure, ferment spécial du suc gastrique ; elle est insoluble dans l'eau distillée.

Le caséum formé dans l'estomac mais non détruit par l'action du suc gastrique est complètement solubilisé plus tard par l'action du suc gastrique.

Si en raison de troubles digestifs, de suralimentation, une partie de ce caséum échappe à l'action digestive, il devient un élément d'infection intestinale en raison de l'action des différents microbes qui s'en emparent.

Le beurre constitue l'élément graisse du lait. Il convient de ne pas oublier que les graisses retardent notablement l'action digestive de l'estomac, et qu'il convient ainsi pour les estomacs paresseux de n'user que de lait écrémé.

Le suc de lait ou lactose constitue les hydrates de carbone contenus dans le lait. La diastase salivaire et l'amylase pancréatique opèrent la digestion de cet élément du lait, digestion qui commence dans l'estomac et s'achève dans l'intestin. Cette lactose est très diurétique.

Parmi les sels on trouve les chlorures de sodium et de potassium, les phosphates de chaux et de magnésie.

Le lait peut devenir un véritable foyer de microbes en raison des multiples manipulations qu'il subit, et des organes qui le produisent ; tuberculose, typhoïde, diphtérie, etc., etc., ne sont pas les moins redoutables des maladies infectieuses qu'il peut propager.

Le lait est assurément un aliment de rendement élevé, dont la digestion totale et l'assimilation n'exigent de l'organisme qu'un faible effort.

Malgré cela nous devons reconnaître que le lait, nourriture normale du petit être qui commence son développement, devient insuffisant pour entretenir une vitalité régulière et de dépense chez l'homme fait, et que tous les régimes lactés dont nous avons pu suivre la courbe nous ont amenés à conclure que cet aliment était un aliment insuffisant pour entretenir la vie normale.

Les fromages, dérivés du lait et soumis soit à l'action du ferment lactique pur, soit à l'action de la présure, sont stimulants de la digestion ; ils modifient les putréfactions intestinales, facilitent l'assimilation des graisses et des hydrates de cabone, et ont une valeur alimentaire considérable puisque 100 grammes de gruyère contiennent deux fois plus d'albumine et dix fois plus de graisses qu'un même poids de viande de bœuf. Comme on ne trouve plus, pour ainsi dire, dans les fromages, d'éléments hydrocarbonés, il deviennent une grande ressource alimentaire pour les diabétiques.

Végétaux.

Nous pouvons classer les végétaux en féculents, céréales, légumineux : leur teneur en albumines peut être évaluée à moins de 5 °/₀ pour les féculents, de 10 à 15 °/₀ pour les céréales, à plus de 20 °/₀ pour les légumineux.

Parmi les féculents nous trouvons le riz, la pomme de terre, l'arrow-root, le sagou.

Les céréales nous donnent le froment, l'orge, le seigle, le maïs, l'avoine.

Parmi les légumineuses nous avons les lentilles, les haricots, les pois, les fèves.

Le riz peut se composer comme moyenne de 14 °/₀ d'eau ; 77 °/₀ d'hydrocarbones ; 7 °/₀ d'albumines ; 1 °/₀ de graisses ; 1 °/. de sels minéraux ; 0,6 °/. de cellulose. Il est donc plus riche que le pain, et près de quatre fois plus nourrissant que la pomme de terre ; 100 grammes de riz fournissent 345 calories ; 100 grammes de pain donnent 257 calories ; 100 grammes de pommes de terre 98 calories.

Cependant, le peu de graisse qu'il contient et son peu d'éléments albuminoïdes font qu'il ne peut être considéré comme un aliment complet, mais le devient facilement dans les préparations culinaires.

Les hydrates de carbones constituant les éléments primordiaux de l'antiputréfaction azotée dans l'intestin, on comprend comment le riz, qui en renferme 77 °/., devient un puissant calmant dans les affections diarrhéiques.

La pomme de terre contient, en moyenne, pour 100 gr. 74 d'eau ; 22 d'hydrocarbones ; 2,1/2 d'albumines ; 1 de sels minéraux ; 0,1/2 de cellulose.

La matière grasse y fait presque totalement défaut. Les sels de potasse composent presque la totalité des sels minéraux.

A poids égal, le pain contient deux fois et demie plus de substances hydrocarbonées et albuminoïdes, autant de sels, deux fois moins d'eau, que la pomme de terre.

Les pommes de terre sont très pauvres en chlorures, le sel doit donc y être ajouté : très pauvres en graisses, le beurre les rendra plus nutritives tout en les améliorant comme saveur. Au-dessous de zéro degré, la pomme de terre se charge de sucre et son goût le décèle. La germination printanière développe également du sucre et de la solanine, poison très violent, dans les tubercules tenus à l'humidité.

Les châtaignes et les marrons sont une excellente nourriture et peuvent remplacer la pomme de terre. On y trouve pour 100 grammes 51 grammes d'eau ; 5 gr. 1/2 d'albumines ; 1 gr. 1/2 de graisses ; 38 grammes d'hydrates de carbone représentés surtout par du sucre, de la dextrine, et beaucoup de fécule ; 1 gr. 1/2 de cellulose.

Les céréales entrent dans l'alimentation, surtout sous forme de farine, dont l'une des plus estimées est la farine de froment qui sert à la fabrication du pain.

Le pain (pain blanc) contient pour 100, 36 d'eau ; 7 d'albuminoïdes ; 55 d'hydrates de carbone ; 1/2 de graisse ; 1/2 de sels.

Comparé aux légumineuses le pain est donc sensiblement plus pauvre en principes nutritifs. Au point de vue calorimétrique, le pain équivaut à deux fois son poids de viande.

La mie est plus hydratée que la croûte, cette dernière est donc plus nutritive, et l'on peut dire que 100 grammes de croûte valent 135 grammes de mie au point de vue alimentaire.

Le pain chaud est sérieusement indigeste. Il peut être consommé *frais* c'est-à-dire refroidi : le pain *rassis* est mieux accepté par les estomacs paresseux.

Quant à la question du pain dit *complet,* c'est-à-dire, contenant le son, il faut reconnaître que, s'il contient plus d'azote, de matières grasses et de sels, il est moins bien utilisé par l'intestin et, qu'en raison du déficit des matières intestinales, il vaut mieux prendre le pain ordinaire. Le son ne nourrit pas, il passe intégralement par l'intestin sans être digéré. Par ce défaut d'utilisation le son devient chez les constipés un moyen mécanique de dégagement de l'intestin.

Les pâtes alimentaires étant faites avec de la farine de froment à laquelle on unit du lait, des œufs, du beurre, ont une valeur nutritive élevée.

Légumineuses.

Elles sont l'aliment le plus riche en albumines, en hydrates de carbone et en sels. On y trouve :

	Albuminoïdes	Hydrocarbones	Graisses	Sels	Cellulose	Eau
La Lentille . . .	23 %	59 %	1 %	2,5 %	3 %	11,5 %
Les Haricots . .	20 —	57 —	2 —	3,5 —	3,5 —	14 —
Les Pois. . . .	21 —	39 —	1,5 —	3 —	4 —	11,5 —
Fèves.	23 —	55 —	1 —	2,5 —	6,5 —	12 —

Au point de vue calorimétrique ces légumineuses équivalent presque au même poids de viande et de pain ensemble.

Au point de vue du coefficient d'utilisation nutritive, sous forme purée, il est de 91 % environ, c'est-à-dire inférieur à celui du pain, des œufs, de la viande cuite, du riz; mais les légumineuses restent malgré tout, à poids égal, l'aliment à valeur nutritive la plus forte. Elles sont un *aliment complet*.

Leur richesse nutritive leur crée un défaut digestif, elles fermentent considérablement dans l'intestin,

et la résistance au suc gastrique de leur enveloppe
exige pour beaucoup d'estomacs la forme purée
passée.

Les sels sont constitués, pour la plus grande part,
par l'acide phosphorique combiné à la potasse, la
soude, la chaux, la magnésie ; d'où une action déve-
loppée sur la formation de ces mêmes éléments dans
l'organisme de l'enfant surtout. Le fer s'y retrouve
également à 1 °/₀ environ, d'où leur emploi dans le
traitement des anémiques.

Les légumes aqueux, très riches en eau, comme
l'indique le nom, ont une forte teneur en cellulose et
peu d'éléments nutritifs.

Pour ces légumes nous trouvons la composition
suivante :

	Eau	Hydrates de carbone	Azote	Graisses	Cellu- lose	Sels
Petits pois . .	78 °/₀	12 °/₀	6 °/₀	0,5 °/₀	2 °/₀	1 °/₀
Radis, carottes, navets . . .	87 —	9 dont 7 de sucre	1 —	0,2 —	1,4 —	1 —
Céleris. . . .	93 —	4 °/₀	1 —	0 —	1 —	1 —
Oignons, ail .	58 —	32 —	6 —	0,4 —	1,2 —	1,4 —
Epinards . . .	88 —	4 —	2 —	0,4 —	1 —	2 —
Salades . . .	93 —	3 —	1,6 —	0 —	1 —	1 —
Poireaux . . .	87 —	6,5 —	3 —	0 —	1,5 —	1,5 —
Chou blanc . .	90 —	5 —	2 —	0 —	2 —	1 —
Choux-fleurs. .	91 —	4,5 —	2,5 —	0 —	1 —	1 —
Choux Bruxelles	85 —	6 —	5 —	0,5 —	1,5 —	1 —
Asperges . . .	93 —	3 —	2 —	0 —	1 —	1 —
Betteraves. . .	86 —	10 —	1,3 —	0 —	1 —	1 —

Ce groupe d'aliments est donc de nature peu nutritive, un vingtième de leur poids est utilisé, calmant
la faim en raison du volume ingéré ; rafraichissants
ou reminéralisants et antiscorbutiques quand ils sont
frais.

Le myronate de potasse contenu dans l'ail, le raifort, le cresson, le radis, l'oignon, l'échalotte, la ciboule, se décompose en glycose, sulfocyanate d'allyle et bisulfate de potasse, sous l'influence de la myrosine. Or le sulfocyanate d'allyle irrite les muqueuses et s'élimine par les sueurs et l'haleine, mais développe la sécrétion de l'estomac et exerce une puissante action antiseptique sur l'intestin.

L'artichaut, surtout le fond, bien cuit et avec une sauce blanche, est un excellent aliment pour les convalescents.

Les asperges, contenant de la mannite, de l'asparagine, de l'acide aspartique, ont une action irritante sur les reins : elles sont assez riches en acide phosphorique (18 °/₀ de leurs substances minérales).

La carotte renferme surtout de l'amidon, du sucre de canne, de la mannite, des huiles grasses, la carottine (hydrocarbure colorant), de l'asparagine, des malates, phosphates de potasse et de chaux : elle est légère et facile à digérer ; elle rend la garde-robe plus facile.

Les champignons contiennent une forte proportion de substances azotées dont les deux tiers seulement sont utilisés par l'intestin ; ils ont une valeur nutritive importante.

Les choux doivent être blanchis en raison de leur teneur en principes albuminoïdes sulfurés.

La choucroute (choux fermenté) est très facile à digérer, et additionnée des assaisonnements gras qui l'accompagnent, devient un aliment sérieusement nutritif.

Les salades, endives, céleri, sont des aliments qui

doivent être blanchis et sont surtout rafraîchissants ; il convient de les utiliser ainsi après des repas plus riches et plus substantiels.

Les épinards contiennent une forte proportion d'éléments mucilagineux, des sucres, des sels de potasse et de chaux, des oxalates, et une forte proportion de fer. Les chloro-anémiques s'en trouveront bien : par contre les arthritiques et surtout les lithiasiques devront en user avec beaucoup de modération.

Les melons sont de digestion difficile et donnent facilement de la diarrhée, des vomissements, une sensation de refroidissement.

Les haricots verts, les petits pois, très riches en nucléines et en oxalate de chaux conviennent peu aux arthritiques, aux lithiasiques, aux goutteux.

L'oseille, contenant du quadrioxalate et du bioxalate de potasse, fait émettre des cristaux d'oxalate de chaux dans les urines et provoque facilement la gravelle. Elle est cependant laxative, diurétique, rafraîchissante.

Les poireaux ont peu de valeur nutritive, mais sont diurétiques ; associés à des sauces, ils peuvent tenir lieu d'asperges.

Les tomates contiennent de l'acide malique et de l'acide citrique, qui contribuent à alcaliniser le sang et conviennent tout particulièrement aux arthritiques et aux goutteux. Elles ne renferment que peu (un cent millième) d'acide oxalique.

Si nous considérons les fruits, nous pouvons déclarer que, dans leur ensemble, ils se rapprochent considérablement des légumes aqueux. Ils se composent d'une quantité élevée d'eau, de très peu d'albumines, d'une proportion assez élevée d'hydrates de carbone, (sucre) mais ne contiennent pas de graisse.

Les pêches, les raisins, les cerises, les prunes, les oranges, sont faciles à digérer : les pommes sont lourdes et froides, les poires, les abricots sont plus difficiles à supporter pour l'estomac.

Les poires, les figues fraîches, le raisin, les dattes, les oranges diminuent l'acidité des urines.

Les végétaux huileux (amandes, noix noisettes), sont lourds et de digestion pénible en raison de leur grande quantité de graisse : 42 °/₀ dans la noix ; 62 °/₀ dans la noisette ; 2 °/₀ dans les amandes douces.

Boissons.

Eau : se retrouve en quantité considérable dans nos tissus, dans les sucs digestifs, la salive. L'eau a donc une importance très grande au point de vue de notre entretien : elle est indispensable au bon fonctionnement des reins ; plus il y a d'albumine absorbée par l'alimentation, plus il y a d'excrétion d'urée, plus il y a aussi d'eau éliminée. Un adulte de 60 kilos a besoin au repos d'environ 2 litres d'eau par jour, et 2 litres 1/2 au travail ; le sixième de cette quantité étant fourni par l'oxydation intra-organique de divers composés, nous pouvons nous contenter de 1 litre 700 au repos, et 2 litres au travail.

Prise en trop grande quantité, l'eau est éliminée par la peau et par les reins, en augmentant la désassimilation des albuminoïdes et les processus d'oxydation.

Absorbée en trop faible quantité, elle fait diminuer

la graisse ; il se produit une oxydation de l'hydrogène des graisses et un dégagement d'eau. Il ne faut pas exagérer cette déshydratation des tissus sous peine de voir des troubles sérieux survenir rapidement : épuisement du sang, anurie, crampes, faiblesse du cœur.

L'eau est la base de toutes les autres boissons qui en renferment au moins 80 °/₀ de leur poids. Elle doit être pure ; *potable* au moins, pour cela, elle doit être claire, inodore, agréable au goût, elle doit être exempte d'éléments organisés ; les sels terreux ne doivent pas y dépasser plus de 20 centigrammes par litre ; on ne doit y trouver que *des traces* de chlorures, de nitrates, de sulfates, pas du tout d'ammoniaque, d'acide sulfhydrique, d'acide azoteux. L'eau qui tombe du ciel, recueillie dans des bacs en ciment armé et filtrée, est l'eau la plus pure et la plus saine.

L'eau distillée ou bouillie est bien stérilisée au point de vue microbes, mais elle est lourde et indigeste : le mieux est alors, en cas de nécessité, d'user d'eau bouillie sous forme d'infusions (menthe, cassis, oranger, thé, tilleul, sauge, camomille, etc.).

Deux verres de 200 grammes constituent une dose de boisson suffisante par repas. Ceux qui font de la dyspepsie se trouveront mieux de prendre cette boisson en dehors des repas, trois heures environ après l'alimentation.

Au point de vue température, il est bon de savoir que la boisson glacée congestionne la muqueuse de l'estomac et retarde la digestion ; à 10 degrés la boisson est agréable, fraîche et facilement supportée par les bons estomacs ; les mauvais estomacs se trouveront mieux d'une boisson tiède à 30 degrés jusqu'à 40 degrés mais sous forme d'infusion.

Le *thé*, le *café*, le *maté*, boissons alcaloïdes renfermant de la caféine, de la théobromine, sont des boissons stimulantes au premier chef. Quand il est recommandé de faire bouillir l'eau en raison de dangers de contagion, ces boissons sont les premières à utiliser, sans cependant en abuser, en raison de leur action sur les reins, le cœur et le système nerveux.

Le café, pris à la fin du repas, exerce une action manifestement favorable à la digestion.

Le café au lait est dépourvu des éléments stimulants dont il est parlé plus haut, c'est un aliment qui passe rapidement et ne soutient que peu de temps.

Quant au thé, 5 grammes équivalent en infusion à une tasse de café préparée avec 15 grammes. Le buveur de thé, dit M. Lauder Brunton, perd l'empire sur lui-même, devient nerveux, agité, timide, émotif à l'excès ; il se plaint vite de bourdonnements d'oreilles, de vertiges, de douleurs de tête, de névralgies souvent violentes. Le thé vert semble plus énervant que le thé noir. Ce qui fait la différence de ces deux variétés de thé, c'est que les feuilles qui doivent fournir le thé noir sont séchées avant d'être rôties, tandis que les feuilles du thé vert sont rôties aussitôt après la cueillette.

Boissons fermentées. — Ces boissons contiennent toutes plus ou moins d'alcool, elles sont donc un *aliment* et un aliment assimilable aux hydrocarbonés.

Peut-on considérer l'alcool comme un bon aliment ? Pour répondre utilement il suffit de faire une remarque générale. Un bon aliment est celui qui apporte le maximum d'entretien vital avec le minimum de dangers ou d'inconvénients. Il faut donc donner à l'utilisation de l'alcool ; l'ensemble de ces conditions, qui dépendent de facteurs multiples : c'est-à-dire dilution, quantité, conditions d'état du sujet qui absorbe, et du moment où il absorbe. Si l'abus est nuisible, le sage usage peut être favorable. Poursuivons l'abus partout avec énergie : usons sagement d'un élément qui porte avec lui une réelle puissance d'entretien. Avec les différents maîtres, nous pouvons déclarer sage, l'usage d'un gramme d'alcool par kilogramme de poids individuel ce qui fait environ de 60 à 70 grammes pour un adulte ; avec la restriction que le titre de la boisson alcoolique utilisée ne soit pas au-dessus de 12 %.

Le vin, produit de la fermentation du jus de raisin, peut contenir de 6 à 13 % d'alcool. Au-dessus de 11 % ces vins renferment une dose résiduelle de sucre par suite du ralentissement de la fermentation. Les éléments les plus importants du vin sont : l'eau, l'alcool éthylique, les colorants, le tartre, la glycérine et le sucre.

Un litre de vin moyen renferme les proportions ci-dessous énumérées des éléments nutritifs utilisables.

	Moyenne	Calories
Alcool	80	560
Glycérine	6	26
Sucres réducteurs.	1,5	6
Gomme dextrine, etc.	1	4
Crème de tartre.	2	4
Total		600

Au point de vue calorigène, le vin équivaut, à peu près, à son poids de lait, aux deux tiers de son poids de viande ou de pommes de terre, au quart de son poids de pain.

Les bordeaux titrent en moyenne de 9 à 10 °/₀ d'alcool avec une dose moyenne de tanin : ce sont les vrais vins des malades affaiblis, à tendances congestives.

Les bourgognes portent de 10 à 12 °/₀ d'alcool ; ils sont à défendre aux goutteux, arthritiques, rhumatisants, etc.

Les vins du Roussillon (Banuyls) titrent de 18 à 20 °/₀ avec forte proportion de tanin. Ce sont des vins très stimulants, à prendre sous la surveillance médicale.

Les vins blancs secs de France ont de 8 à 15 °/₀ d'alcool. Ils sont plus légers pour les dyspeptiques : ils sont diurétiques.

Les champagnes sont stimulants, et antiémétiques en raison de leur acide carbonique.

L'usage du vin ne doit pas être permis avant 10 à 12 ans.

La bière, produit de la fermentation d'orge germée avec une certaine quantité de houblon, est une boisson agréable, nutritive, titrant de 3 à 5 °/₀ d'alcool, 5 à 7 °/₀ d'extrait sec, de 0,1 à 0,2 d'acide carbonique, de 4 à 5 °/₀ de maltose et de dextrine, de 0,05 à 10 °/₀ d'azote sous forme d'albumine, de peptone. On y trouve quelques acides organiques, un peu de glycérine, des amers dérivés du houblon.

Au point de vue calorigénique, la bière équivaut

aux deux tiers de son poids de lait, à la moitié de
son poids de viande ou de pommes de terre.

Cette boisson est plus nutritive que le vin, et moins
excitante : elle est moins stomachique en raison de
l'addition des éléments de houblon et des diastases
dérivées de l'orge ; elle est très engraissante, diurétique, et pousse à la transpiration.

Le cidre, résultat de la fermentation du jus de
pommes, est une boisson qui titre de 3 à 7 °/₀ d'alcool, moins nutritive que le vin et la bière, surtout
moins remontante, moins stimulante, elle ralentit la
digestion et impose un plus grand travail à l'estomac. C'est une boisson agréable, saine, dont l'action
sur la goutte, le rhumatisme, paraît indéniable ; les
malates acides, qu'elle renferme, en seraient la cause
en alcalinisant le sang et activant la sécrétion des
reins.

II. — DE L'HYGIENE CHEZ LA FEMME EN ETAT DE GROSSESSE

Une des plus grandes causes des accidents pendant la période, si importante, de la grossesse, est
l'ignorance absolue des soins que la femme doit prendre, depuis le début de sa maternité jusqu'au moment
de sa délivrance.

Un des premiers points, est de savoir reconnaître,
au plus tôt, l'état de grossesse chez la femme afin de
lui permettre de veiller immédiatement sur son nouvel état. On sera convaincu de l'utilité de cette re-

marque, quand on saura que les trois quarts des accidents se produisent dans les trois premiers mois.

Nous possédons, heureusement, un remède puissant, qui jusqu'ici ne nous a presque jamais trompé. Quand une femme habituellement bien réglée cesse brusquement de voir paraître ses règles, elle doit pendant vingt jours prendre, chaque jour, et par cuillerée à soupe d'heure en heure la préparation suivante :

200 grammes eau
1 granule   A³

Un simple retard est vivement combattu par ce traitement qui ne peut causer d'accident : s'il s'agit bien d'une grossesse, elle continue, et après vingt et un jours sans résultat, on peut suivre les soins indiqués pour cette période et qui vont faire l'objet de tout ce paragraphe.

Dès que la grossesse est bien déterminée, nous engageons la nouvelle maman à prendre, jusqu'à la fin de sa gestation, la potion suivante qui ne pourra que l'aider à mener à bien son œuvre et lui facilitera les derniers moments.

Potion

150 grammes eau
10 granules L¹
10   »   L⁴
10   »   F²
10   »   N
1   »   A³

prendre 15 grammes de cette préparation toutes les heures du jour. (On ne prend rien la nuit.)

La nuit, conserver une compresse, qui est appliquée froide, sur le foie, l'estomac, le ventre avec la préparation suivante :

1 litre eau
80 granules A^2
80 » F^2
80 » L^5
80 » N
2 cuill. à café d'extrait composé.

Le matin, à jeun, prendre 2 cuillerées à café de Gadusine dans un peu d'eau.

Ce traitement empêche les troubles digestifs, les vomissements, si fréquents surtout les premiers mois.

Aidée de ce traitement, la femme peut continuer à s'alimenter d'après son habitude régulière et n'a point à suivre de régime.

Le thé léger, le café, le vin coupé d'eau, sont des boissons utilisables pendant la durée de la grossesse, mais il faut s'abstenir d'alcools, de liqueurs, de vins purs.

Un point délicat à traiter, mais que nous ne pouvons laisser passer sous silence en raison de sa grande importance pour la vie de l'enfant, est la question des relations que l'on peut avoir pendant la durée de la grossesse. Si nous voulons toute la vérité, il faut rappeler que la femme enceinte est une arche sacrée qui renferme un petit être en formation, et que peut troubler l'excitation produite par les rapports : donc, au point de vue idéal, l'homme devrait savoir se contenir et ne pas user de rapports pendant toute la durée de cet état. En tous cas, cette règle doit être rigoureusement observée les trois derniers mois, surtout chez la femme qui sera mère pour la première fois.

Les soins habituels du corps peuvent être continués : ainsi lotions froides ou tièdes sur tout le corps, bains de dix minutes, et à une température de 35° au plus, douches froides, tièdes ou chaudes, en évitant jet direct sur le bas-ventre ou sur la colonne vertébrale, sont autant des pratiques qui peuvent être suivies, d'après l'habitude de l'intéressée.

Les soins de l'intérieur du ménage, des promenades au grand air, sans excès de marche, sont à continuer, mais l'usage de la bicyclette, de l'automobile, des voitures mal suspendues, des longs voyages en chemin de fer au milieu surtout d'un compartiment surchauffé et mal aéré, est absolument interdit.

Au point de vue de ses vêtements, la femme doit éviter d'être serrée, de gêner sa circulation, de porter des jarretières qui doivent être remplacées par des jarretelles. Dès le quatrième mois, le corset doit céder la place à une ceinture sans busc, et les souliers doivent être munis de talons bas et larges.

Les fatigues physiques sont à éviter, le travail debout est surtout mauvais ; il faut éviter de tenir les bras tendus, de se dresser sur la pointe des pieds, de retourner des matelas, de porter des poids lourds, de monter des escaliers pénibles, surtout avec une charge. « Si les enfants, dit Pinard, sont plus volumineux chez les reposées que chez les surmenées, c'est tout simplement parce que leur vie intra-utérine n'a pas été troublée, leur incubation a été parfaite. »

Les injections, sans être indispensables les pre-

miers mois, peuvent être utilisées, pourvu toutefois
que le jet ne soit pas trop violent. Les trois ou
quatre dernières semaines il est sage d'en user régulièrement, et la meilleure est la suivante :

> 2 litres eau bouillie.
> 2 cuillerées à café de Juglandette.
> 1 cuillerée à café d'extrait organique.

le tout pris à la température de 40 degrés. Si la femme
veut s'éviter de souffrir en donnant le sein à son
enfant elle doit veiller à se faire les mamelons pendant les dernières semaines. Il faut pour cela prendre
un peu de pommade à l'extrait lymphatique, et faire
un léger massage en allongeant un peu le mamelon.

La femme enceinte doit savoir qu'un ennemi sérieux pour son enfant est l'albumine : elle doit donc
chaque mois faire faire une analyse et, s'il lui est
signalé un peu d'albumine, elle devra cesser la potion
indiquée plus haut et la remplacer par la suivante :

> 150 grammes eau
> 10 granules L^1
> 10 » F^2
> 10 » N
> 1 » L^3
> 1 » L^6
> 1 » A^1

dont on prendra 15 grammes toutes les heures.

La Gadusine et la compresse seront continuées :
matin et soir un massage doux sera fait sur les reins,
pendant cinq à six minutes, avec pommade à l'extrait
angioïtique.

La nourriture sera plus légère ; deux fois la semaine viandes rouges ; deux fois la semaine poissons,

trois fois, viandes blanches. Tous les légumes resteront permis.

Le repos sera immédiatement plus complet. Et si, malgré tout, l'albumine persiste ou s'accentue, il conviendra de demander conseil.

Pendant les deux derniers mois on devra faire la recherche d'albumine tous les quinze jours.

Vers le milieu de la grossesse, il sera sage de se mettre en relation avec l'accoucheur choisi afin que celui-ci puisse pratiquer, à temps, un examen sérieux, qui lui dira si tout se passe normalement. De plus, cette précaution permettra de n'être pas pris au dépourvu au dernier moment et de ne pas tomber entre les mains d'un inconnu.

Dès que l'enfant sera né, si la mère veut nourrir, il lui faudra prendre la potion suivante :

$$
\begin{array}{lll}
150 & \text{grammes} & \text{d'eau} \\
10 & \text{granules} & L^1 \\
10 & » & L^4 \\
10 & » & F^2 \\
10 & » & N \\
10 & » & O^8 \\
10 & » & O^{10} \\
1 & » & A^3 \\
\end{array}
$$

La Gadusine et les compresses seront à continuer.

Pendant toute cette durée, la jeune mère devra éviter les nourritures échauffantes ; la bière sera une excellente boisson.

L'allaitement est un devoir strict pour toute mère qui le peut donner. Si les règles paraissent, ce qui est assez fréquent chez les femmes qui n'ont eu qu'un ou deux enfants, ce n'est pas une raison pour cesser de nourrir ; on ne doit pas s'en tourmenter. Une nouvelle grossesse, pendant cette période, n'a rien non plus de troublant et la mère continue l'allaitement.

La sécrétion du lait est d'autant plus riche que l'enfant tète mieux. Si les premiers jours le lait tarde ou est insuffisant, il convient de donner quelques cuillerées de lait coupé de moitié d'eau bouillie et sucrée légèrement, sans cependant en rassasier l'enfant qui ne voudrait plus prendre le sein.

La mère ne se tourmentera pas de voir son enfant perdre un peu de poids les premiers huit jours.

Si la mère souffre de la tension des seins sous la poussée du lait, elle n'aura qu'à user de compresse tiède avec la préparation suivante :

> 1/2 litre eau bouillie
> 1 cuillerée à café extrait angioïtique.

Renouveler ces compresses à chaque tétée.

Pour éviter les crevasses et l'infection des seins, le mieux est, après avoir retiré l'enfant du sein, de faire un lavage du mamelon avec un peu de coton imbibé d'extrait organique, puis de faire une friction avec un peu de pommade à l'extrait lymphatique : le sein est lavé quand l'heure de faire boire est venue. Les tétées doivent être réglées de façon à tenir compte des occupations et du sommeil de la mère. Au début, deux heures et demie doivent séparer chaque tétée et la mère doit prendre un repos de six à huit heures. Il y aura donc six à sept tétées en vingt-quatre heures.

On peut donner un ou deux seins, suivant la richesse

du lait. Il faut à l'enfant bien portant de 500 à 800 grammes de lait. On commence par 50-60 grammes les premiers jours ; au deuxième mois de 70 à 80 grammes ; au troisième de 80 à 90 grammes ; au quatrième de 100 à 120 grammes, dose que l'on ne doit que peu dépasser si on ne veut exposer l'enfant à des dilatations et à des régurgitations abondantes. Il vaut mieux donner une tétée de plus que donner trop à la fois.

Le seul moyen de contrôler l'enfant est l'usage de la balance.

Il faut éviter de remuer l'enfant après ses tétées, surtout de le redresser, sous peine de le voir rendre tout ou partie de son lait.

A 7 mois, la mère doit se soulager en donnant, à l'enfant, une petite bouillie le matin et une le soir. On la prépare comme suit. Après avoir intimement mélangé une cuillerée à *café* de farine de froment à 1/2 litre de lait on fait réduire, à feu doux, à 250 grammes, en remuant avec soin pour éviter la formation de grumeaux, etc. On donne 125 grammes de cette bouillie le matin à la place d'une tétée : les 125 grammes qui restent sont réchauffés au bain-marie et donnés le soir.

Au huitième mois, même bouillie, mais préparée avec 2 cuillerées à *café* de farine.

Au neuvième mois, même bouillie préparée avec 3 cuillerées à *café* de farine.

Au dixième mois, bouillie épaisse donnée entière le matin, renouvelée et donnée entière le soir, et la mère cesse de donner le sein. Jusqu'à 18 mois l'enfant n'aura que ses biberons et ses bouillies.

A 1 an 1/2, on peut ajouter des panades, des purées variées, des soupes aux légumes, des crèmes : et ce jusqu'à 3 ans. Alors on commence le poisson maigre, les potages, les légumes variés, les viandes blanches. Jusqu'à 5 ans, l'enfant continue ce mode d'alimentation pour utiliser à partir de ce moment les viandes rouges et l'alimentation familiale.

Pour s'éviter de grands ennuis, des exigences souvent pénibles, la mère doit faire prendre les repas de l'enfant à part, loin de la table de famille. Il ne faut pas oublier que l'enfant qui ne raisonne pas voudra ce qui sera servi pour ses parents, mais non ce qui lui conviendra.

Nous engageons vivement les parents à ne pas user des œufs dans l'alimentation des enfants, si ce n'est mélangés au lait. De gros troubles digestifs seront dus à l'alimentation par les œufs dont on abuse beaucoup trop.

Quand une mère ne pourra, par raison de santé ou par défaut de lait, donner le sein à son enfant, elle devra recourir à l'alimentation artificielle, c'est-à-dire au lait d'animaux parmi lesquels le lait de vache, pour de nombreuses raisons, tient le premier rang.

Nous engageons vivement à choisir ce mode d'alimentation de préférence à celui de l'alimentation à l'aide de la nourrice pour de multiples raisons, dont les principales sont : l'ignorance absolue des tares familiales de la nourrice choisie, si bien documenté soit-on ; les défauts, vices cachés de cette nourrice qui ne les laissera connaître que par surprise ; ennuis créés dans l'intérieur familial par les exigences de cette nourrice, etc., etc.

Voici la composition moyenne des différents laits utilisés dans l'alimentation de l'enfant.

	Caséine	Lactose	Beurre	Sels
Lait de femme. . .	15	63	38	2,5 par litre
Lait d'ânesse . . .	16	60	27	5 —
Lait de vache . . .	33	35	37	6 —
Lait de chèvre. . .	40	43	47	6 —

D'où il est facile de voir que le lait d'ânesse est celui qui diffère le moins du lait de la femme. Il serait donc, après le lait naturel de la mère, celui qui devrait être choisi si l'usage en était rendu facile par la production; il ne supporte pas l'ébullition et doit donc être consommé au plus tôt.

Le lait de chèvre très riche en caséine et en beurre est indigeste : il est peut-être plus sûr au point de vue du microbe de la tuberculose assez répandu dans le lait de vache.

Le lait de vache reste le lait le plus courant, parce que plus facile à se procurer, mais il doit être surveillé de très près car il porte avec lui les germes de nombreuses maladies dont l'enfant devient facilement la victime. Le lait devrait autant que possible provenir toujours de la même bête. Les biberons et les tétines doivent être tenus dans un état de propreté parfaite.

Ici la balance devient d'une nécessité absolue car seule elle dira si le lait donné convient à l'enfant, et si l'alimentation est normale.

Voici par repas et par vingt-quatre heures le tableau de l'alimentation de l'enfant élevé au biberon.

2ᵉ jour 10 grammes par repas de lait coupé de moitié d'eau bouillie et sucrée à 5 °/₀.

```
                              70 gr. en 24 heures.
3   —  15   —    par repas 105 gr. en 24 heures.
4ᵉ  —  20   —        —     140        —
5ᵉ  —  25   —        —     175        —
6ᵉ  —  30   —        —     210        —
7ᵉ  —  35   —        —     245        —
```

```
A  1 mois 7 tétées, 90 gr. chaque fois, 630 gr. en 24 heures.
   2 mois 105 gr. chaque fois, 735 gr. par 24 heures.
      3  —  120      —        840       —
      4  —  135      —        945       —
      5  —  150      —      1.050       —
      6  —  150      —      1.050       —
```

Au commencement du septième mois on donne la bouillie dont il a été parlé plus haut. Les poids de l'enfant confirmant le bon résultat de cette alimentation doivent être d'une augmentation journalière de 25 à 30 grammes pendant les deux premiers mois; de 20 à 25 grammes le troisième et le quatrième mois; de 15 à 20 grammes le cinquième et le sixième mois; de 10 à 15 grammes le septième et le huitième mois; de 8 à 10 grammes les quatre derniers mois de la première année.

L'enfant ne doit surtout pas perdre de poids.

Ainsi l'enfant doit avoir doublé son poids de naissance à la fin du cinquième mois, et triplé à la fin de sa première année.

L'enfant venant au monde mesure 50 centimètres; à la fin de la première année il doit avoir gagné 20 centimètres.

La dentition doit se faire sans trouble : c'est-à-dire qu'il ne doit se produire chez l'enfant normal et sain ni convulsions, ni diarrhées, ni vomissements, ni eczéma, etc., etc. Tous ces désordres proviennent de mauvaises fonctions digestives et indiquent que l'estomac et l'intestin de l'enfant doivent être sérieusement suivis.

Les premières dents sont les deux incisives centrales de la mâchoire inférieure et elles paraissent du sixième au neuvième mois. Du neuvième au douzième mois paraissent les incisives supérieures, les incisives latérales supérieures et les quatre premières molaires. Vers 18 mois on voit paraître les canines et enfin vers la fin de la deuxième année, les quatre secondes molaires.

CHAPITRE V

Considérations pratiques sur l'emploi des médicaments.
— Traitement général des cas de maladies ordinaires
simples, faciles à diagnostiquer et ne réclamant pas
les soins immédiats du médecin.

RÈGLES GÉNERALES
POUR L'EMPLOI DES MÉDICAMENTS

Nous donnons ici les résultats de plus de vingt
années d'études et d'observations, ce qui nous permet de pouvoir établir une sorte de réglementation
sûre et sérieusement pratique.

1° Les dilutions (c'est-à-dire les granules ou les
extraits mélangés à une quantité d'eau déterminée),
sont plus douces dans leur action, plus efficaces,
plus rapidement utilisées par l'organisme que les
préparations granulées ou les essences prises sur la
langue.

2° Plus une maladie a déprimé un organisme et
affaibli sa tonalité générale, plus il convient d'atténuer
les doses et de pousser les dilutions à la deuxième,
troisième, quatrième et même plus.

3° Plus l'état est grave, moins la quantité doit
être forte, mais plus elle doit être répétée souvent

(exemple : une demi-cuillerée à café toutes les dix minutes, une cuillerie à café toutes les demi-heures, une cuillerée à soupe de la dilution toutes les heures).

4° Les compresses préparées avec les médicaments sont plus actives que les pommades.

5° Les pommades, les bougies, les suppositoires, etc., ne sont réservés que pour les traitements dans lesquels l'usage des compresses, des lavages, des injections est peu ou pas utilisable.

6° Ne pas craindre l'emploi de la compresse froide, c'est-à-dire à la température de la chambre du malade. Ces compresses nous ont toujours donné un résultat supérieur à celui des compresses chaudes.

Si un malade, en raison de son état de faiblesse, ne *peut absolument pas faire la réaction*, il conviendra de se servir de compresses *très chaudes* en prenant le soin de faire chauffer la préparation médicamentée au bain-marie et dans un récipient fermé (bouteille).

Pour obtenir la *première dilution*, mettre le granule dans un verre d'eau (200 cc.) et l'y laisser fondre.

Pour obtenir la deuxième dilution, prendre dans la première dilution 25 centimètres cubes de préparation et les mettre dans un deuxième verre d'eau, c'est-à-dire 200 centimètres cubes.

Les dilutions s'élèvent ainsi de verre à verre ou de 200 à 200 centimètres cubes d'eau pour 25 centimètres cubes de la dilution inférieure.

7° La quantité courante à prendre dans les vingt-quatre heures est celle d'un verre de préparation. Il convient d'absorber le médicament dans les heures de jour, afin de laisser reposer le malade pendant la nuit. Dans les cas très graves, on continue, même la nuit, l'emploi des médicaments, tant à l'extérieur qu'à l'intérieur.

8° Les médicaments injectés directement par des piqûres ne doivent être administrés que sous la responsabilité du médecin et avec un soin des plus minutieux. Ces injections sont, en effet, d'une puissance telle qu'il convient d'être très prudent dans leur utilisation.

9° Il est possible d'utiliser plusieurs jours de suite (trois à quatre jours) une première dilution pour en faire des dilutions plus douces, mais il convient en ce cas de conserver la première dilution dans un récipient fermé (flacon bouché) et d'y adjoindre un peu de bon cognac (une cuillerée à café pour le verre).

10° L'usage du sucre n'altère en rien la préparation et peut être autorisé quand un malade se refuse à prendre l'eau pure.

11° Ne pas craindre d'unir une série de granules dans la même dilution et de faciliter ainsi l'*action généralisée* d'un traitement. Ce mode de traitement nous a toujours donné un résultat supérieur à l'emploi des verres multiples pris par moitiés, par tiers ou par quarts.

12° Ne pas craindre la réaction homéopathique du début des traitements ; cette réaction est le plus sûr garant du bon effet de la médication et ne se prolonge pas. Elle peut varier de deux à quinze jours en moyenne, suivant les cas et les natures.

13° En principe, il n'est constitué aucun régime pendant les traitements *en raison du traitement*. Si les régimes s'imposent, ce ne peut être que momentanément et en raison du mauvais état de fonction d'estomac, d'intestin, de cœur ou des rein . Le régime ne peut alors être sérieusement établi que par le médecin.

Souvent les malades s'inquiètent de la façon dont les médicaments doivent être pris par rapport aux heures de repas. Comme l'élément le premier absorbé est celui qui s'assimile le mieux, il convient de prendre sa médication en dehors des heures de repas. On peut prendre la potion quelques minutes avant de se mettre à table ; il convient d'attendre une heure, une heure et demie après le repas.

Les compresses ne troublent en rien le travail de la digestion : elles se peuvent donc appliquer même en venant de prendre sa nourriture. Si ces compresses sont gardées nuit et jour et renouvelées deux ou trois fois en vingt-quatre heures le mieux sera de remettre cette compresse immédiatement avant le repas.

Quant à la question des règles, il convient de remarquer que la situation particulière créée à la femme pendant cette période ne gêne en rien ni la continuation du traitement intérieur par la potion, ni l'usage des compresses même froides. Seules les injections doivent être suspendues.

RÉPERTOIRE DES MALADIES

Abcès, clous, acné, boutons. — Dès que sur un point du corps (et généralement dans une région pileuse), se fait sentir une légère sensation douloureuse qui semble provenir d'un point bien déterminé, sans trouble extérieur de la peau, avec accompagnement de démangeaisons ou de légère cuisson, il convient de penser à la première manifestation de clou, de bouton, d'abcès (infection plus ou moins profonde du derme). On peut alors prévenir l'évolution de ce clou en appliquant aussitôt des tampons de coton hydrophile imbibé d'extrait organique pur et les laisser cinq à dix minutes sur le point douloureux. Renouveler trois ou quatre fois ces applications. Le plus souvent les microbes n'évolueront pas et tout rentrera dans l'ordre.

Si, en raison de l'infection, après vingt-quatre heures, l'inflammation grandit au lieu de disparaître, s'il se forme une sorte de foyer, une pointe rouge et une irritation de voisinage plus ou moins étendue, il ne conviendra plus d'utiliser l'extrait organique, mais d'entretenir constamment des compresses avec la préparation suivante :

```
1 litre eau ordinaire
60 à 100 granules A²
60 à 100    »    O²
60 à 100    »    O⁵
60 à 100    »    Art.
60 à 100    »    N.
60 à 100    »    L⁵
1 ou 2 cuillerées à café d'extrait lymphatique.
```

Sous l'action de ce traitement, l'abcès mûrit rapidement, s'ouvre de lui-même et se vide dans les quarante-huit heures.

Le bouton ou l'abcès étant ouvert et vidé, il faut mettre un tampon d'extrait lymphatique pur, deux à trois par jour, dans la cavité laissée ouverte. Ces tampons activent la réparation des tissus, la cicatrisation s'opère rapidement en continuant l'usage des compresses ci-dessus après les tampons d'extrait lymphatique pur, les tampons n'étant laissés que huit à dix minutes chaque fois.

Si les boutons ou les clous se sont montrés sur une région très pileuse (le cou, par exemple), il est de toute nécessité d'empêcher le pus de se répandre et de passer d'un bulbe pileux à l'autre. Raser la région est d'une bonne précaution, autrement il se produit un véritable ensemencement qui donne naissance à une série interminable de boutons, de clous, d'abcès.

Adénite. — Souvent, dans la première enfance, on rencontre de petites natures lymphatiques à manifestations ganglionnaires. En touchant le cou, on sent sous les doigts de petites nodosités plus ou moins dures, plus ou moins groupées, formant parfois des sortes de chapelets. C'est l'indice d'un état général lymphatique à prédispositions souvent tuberculeuses et dont il faut suivre sérieusement la marche. Il s'agit, en effet, dans le plus grand nombre de cas, d'enfants de 2 à 15 ans.

Donnez intérieurement :

1 verre eau		
1 à 10 granules		L[1]
1 à 10	»	L[4]
1 à 10	»	O[1]
1 à 10	»	O[10]
1 à 10	»	Art.
1 à 10	»	N.
1 seul	»	A[3]

La nuit, si les glandes sont peu marquées, la nuit et le jour dans les cas plus sérieux, on devra couvrir

le cou avec une compresse imbibée de la préparation
suivante :

```
2/3 litre eau ordinaire
1/3 litre alcool à 90°
 60 à 90 granules A²
 60 à 90     »     L²
 60 à 90     »     L⁵
 60 à 90     »     O⁵
 60 à 90     »     Art.
 60 à 90     »     N.
 1 à 2 cuillerées à café d'extrait angioitique.
```

L'usage de la *Gadusine*, une à deux cuillerées à
café le matin, complètera le traitement.

Age critique. — Ménopause, âge critique, retour
d'âge, sont l'expression d'un même état, c'est-à-dire
l'arrêt des indispositions mensuelles ou règles, chez la
femme.

Cet état s'établit régulièrement entre la période de
45 à 55 ans ; exceptionnellement plus tôt ou plus tard.
On a vu les règles cesser à la suite d'émotion ou de
troubles profonds à 33-34 ans et d'autres ne se ter-
miner qu'à 62-63 ans. L'hérédité semblerait donner
ici la base la plus sérieuse de pronostic final des
règles.

Il y a presque toujours à ce moment un trouble de
circulation générale chez la femme, trouble marqué
surtout par des *chaleurs* brusques (bouffées de chaleur), résultat de pléthore sanguine et plus encore
de troubles nerveux : les bourdonnements d'oreilles,
excès de sudation, vertiges, embonpoint exagéré, impressionnabilité excessive, sont les manifestations
ordinaires de la ménopause.

Quand il se produit des pertes exagérées (hémorragies), c'est que l'utérus est fibromateux ou pour le moins hypertrophié et réclame des soins particuliers.

Cette période de la vie chez la femme se trouve merveilleusement bien préparée par l'emploi prolongé, *un an*, de la potion suivante prise comme toujours en dix ou douze fois par jour :

1 verre eau
1 granule L^3
1   »   L^5
1   »   A^1
1   »   N

et dans les cas les plus violents à poussées de sang plus marquées, on peut y ajouter une goutte d'extrait angioitique.

Des onctions avec pommade à l'extrait angioitique sur le cœur matin et soir peuvent être d'un bon effet.

Albuminurie. — Suivre l'état des urines chez l'enfant comme chez la personne âgée ou même chez l'homme en pleine puissance de la vie est une œuvre de grande sagesse. L'urine est le baromètre de la santé. Parmi l'un des éléments les plus sérieux à rechercher se trouve l'albumine.

L'albuminurie peut se trouver chez le nouveau-né, mais disparaît seule après quelques jours. Elle se rencontre à l'agonie de la plus grande généralité des malades. Il y a chez l'enfant une albuminurie dite de fatigue, *intermittente*, irrégulière, considérée aujourd'hui comme un des premiers symptômes d'une tuberculose *latente*. Les urines sont à ce moment plus rares, plus foncées, plus chargées des différents sels naturellement éliminés. Cette albuminurie échappe souvent aux intéressés, parce qu'aucun symptôme troublant ne l'accompagne.

Il y a chez la femme enceinte une albuminurie passagère qui doit cependant être sérieusement traitée en raison des complications qu'elle cause, tant chez la mère que chez l'enfant. Quant à l'albuminurie qui survient dans les maladies infectieuses (rougeole, scarlatine, fièvres graves, typhoïde), elle doit être suivie par le docteur et traitée dans le cours de la maladie.

On peut dans tous les cas donner avec avantage :

$$\begin{aligned}
&1 \text{ verre eau (Evian, si possible) avec}\\
&1 \text{ à } 10 \text{ granules } L^1\\
&1 \text{ à } 10 \quad \text{»} \quad L^3\\
&1 \text{ à } 10 \quad \text{»} \quad L^6\\
&1 \text{ à } 10 \quad \text{»} \quad N.\\
&1 \text{ à } 10 \quad \text{»} \quad O^2\\
&1 \text{ à } 10 \quad \text{»} \quad O^5\\
&1 \text{ seul} \quad \text{»} \quad A^4\\
&1 \text{ à } 3 \text{ gouttes d'extrait angioitique.}
\end{aligned}$$

Il convient de frictionner les reins matin et soir avec pommade à l'extrait fébrifuge.

Le régime, sans être strictement *lacté*, ne doit comporter que des aliments légers peu salés : viandes blanches, légumes verts ; les œufs avec modération, et de l'eau comme boisson.

Anémie. — Signifie « privation de sang » ou mieux « insuffisance hématique », mesurée grossièrement à la diminution apparente ou réelle du nombre

des hematies et à l'abaissement du taux de l'hémoglobine.

L'aspect des anémiques est caractéristique : teint
blafard, cireux, jaune paille, muqueuses décolorées.
L'amaigrissement n'est pas de règle, il y a souvent
même une sorte de bouffissure du visage. Palpitations et respiration pénible au moindre effort, pouls
rapide, vertiges, éblouissements et bourdonnements
d'oreilles.

Il convient toujours d'examiner le sang pour en
savoir la teneur en globules rouges, lesquels peuvent
tomber de 5.000.000 à 2.000.000 dans l'anémie du
premier degré, de 2.000.000 à 800.000 au second
degré et de 1.000.000 à 300.000 dans les anémies profondes et mortelles.

Ne pas oublier que plus l'anémie est profonde,
moins la tonalité fonctionnelle est grande et que, dès
lors, les doses élevées de médicaments deviennent
plutôt nuisibles. Traiter toujours très modérément
les anémiques, et c'est ici que les deuxième, troisième
et quatrième dilutions même sont d'un excellent effet.

Donner dans l'anémie du 1er degré :

$$
\begin{aligned}
&1 \text{ verre eau} \\
&1 \text{ granule } L^1 \\
&1 \quad \text{»} \quad L^4 \\
&1 \quad \text{»} \quad N. \\
&1 \quad \text{»} \quad O^{10} \\
&1 \quad \text{»} \quad Art. \\
&1 \quad \text{»} \quad A^3 \\
&1 \quad \text{»} \quad O^9
\end{aligned}
$$

Le matin à jeun une à deux cuillerées à café de
Gadusine dans un peu d'eau.

Aux repas, midi et soir, un *verre à bordeaux* d'eau

de Bussang. (Donner vin blanc et eau ordinaire après l'eau de Bussang, si la soif l'exige.) Une ou deux pastilles de *Kola-Marc* dans la journée.

Dans les anémies plus accentuées du 2ᵉ et 3ᵉ degré, donner le même verre de granules, mais à la deuxième ou troisième dilution.

Souvent les digestions étant très pénibles et très lentes, dans ces derniers cas, il faudra alors faire l'application de compresses abdominales recouvrant le foie, l'estomac, avec la préparation suivante :

<pre>
2/3 litre eau et 1/3 litre alcool à 90°
 70 granules A²
 70   »   L⁵
 70   »   F²
 70   »   N.
  1 cuillerée à café d'extrait lymphatique.
</pre>

Éviter la constipation qui survient facilement à la suite des traitements reconstituants.

Angine, Amygdalite. — Nous ne parlons ici que des cas d'angine simple ou d'amygdalite légère. (Les cas graves demandent les soins appropriés du médecin.) Une gorge rougit, devient douloureuse sans se couvrir de membranes ; sur les amygdales se forment de petits points blancs, des douleurs de tête, de la température qui souvent atteint 40 degrés ; tels sont les troubles ordinaires.

Il convient dès lors de toucher la gorge à l'aide d'un *porte-tampon*, avec du coton imbibé d'extrait organique pur. On doit renouveler ce tampon à chaque badigeonnage, et ces soins peuvent être renouvelés

de deux en deux heures, de trois en trois heures, etc.,
suivant l'intensité du cas.

On fait gargariser le malade avec la solution suivante, et ce, d'heure en heure.

```
1/2 litre eau
  30 granules A²
  30    »     O²
  30    »     O⁵
  30    »     L²
  30    »     N.
     1 cuillerée à café d'extrait angioitique.
```

(Ne pas avaler le gargarisme. Il n'y a cependant
pas danger de mort.)

En même temps, on couvre toute la gorge de compresses imbibées de la solution suivante :

```
1 litre eau
60 à 90 granules A²
60 à 90    »     L²
60 à 90    »     L⁵
60 à 90    »     N.
60 à 90    »     O⁵
   1 à 2 cuillerées à café d'extrait angioitique.
```

Intérieurement, on donne à prendre la potion suivante :

```
1 verre eau
1 à 10 granules L¹
1 à 10    »     O¹
1 à 10    »     F¹
1 à 10    »     N.
1 granule       A¹
1 goutte extrait angioitique (s'il n'y a que des rou-
              geurs).
1 goutte extrait organique (s'il y a des points
              blancs et menace d'abcès).
```

Les doses les plus élevées que nous indiquons peuvent être données
sans crainte, même à des petits enfants, dès l'instant qu'il s'agit d'un
état violent et aigu.

Angine de poitrine. — N'est pas une maladie, mais une manifestation locale, bien déterminée, de troubles profonds se rattachant à une perturbation des fonctions cardiaques. J.-P. Tessier s'exprime ainsi : « Le syndrome angineux, par lui-même, n'est que l'expression de la souffrance du plexus cardiaque, irrité, soit dans ses origines, soit dans son trajet, soit même dans les centres nerveux. L'une des principales causes semble devoir être l'insuffisance de réparation apportée au cœur par ses artères coronaires plus ou moins indurées, plus ou moins *athéromateuses.* »

Les troubles cardiaques peuvent être également d'origine nerveuse, surtout chez les sujets à prédispositions névropathiques et, dans ce cas, le point de départ de la maladie sera souvent une névralgie intercostale, cervico-bronchiale, soit un trouble fonctionnel de l'estomac, d'où souvent apparition fréquente de la crise au moment des digestions.

Dans la crise, le malade est comme saisi par une griffe qui l'étreint violemment au niveau de la poitrine, produisant une forte douleur s'irradiant dans les bras, parfois même jusque dans la mâchoire inférieure et toute la base du crâne ; le patient ne peut faire aucun mouvement, même en retenant sa respiration. Cet état cesse heureusement vite, mais laisse après lui une fatigue générale, une appréhension terrible de voir réapparaître la crise.

Au moment de la crise, prendre 3-4 gouttes d'extrait composé sur un peu de sucre, ou mettre sur la langue 10 granules L¹ et 10 granules N. (Sortir avec ces médicaments sur soi, quand on a eu une première crise.)

En dehors des crises, prendre régulièrement chaque jour la potion suivante :

Dans 150 cm³ d'eau :
1 granule L²
1   »   L⁵
1   »   N.
1   »   A²
1   »   O²

Matin et soir, massage doux sur le cœur avec pommade à l'extrait angioitique.

Si l'estomac semble être en jeu et par ses mauvaises fonctions favoriser les crises, il faudra toutes les nuits conserver sur l'estomac une compresse imbibée de la préparation suivante :

1 litre d'eau
80 granules A²
80   »   L²
80   »   F²
80   »   N.
80   »   L⁵
1 cuillerée à café d'extrait lymphatique.

Eviter tous les efforts violents, la course, même simplement la marche rapide, surtout après les repas.

L'**Anthrax**, qui n'est qu'un groupement de clous, se manifeste par plusieurs symptômes extérieurs graves : fièvre, empâtement très douloureux et étendu d'une région ; on peut, au premier moment, suivre le traitement indiqué pour l'Angine. Mais si les phéno-

mènes d'inflammation sont très accentués : gonfle-
mentétendu, rougeur très vive, cuisson très pénétrante
et violente, fièvre élevée, il faudra immédiatement
employer un traitement interne et un traitement
externe.

A l'intérieur

```
 1 verre eau
10 granules L¹
10    »    O²
10    »    F¹
10    »    Art.
 1    »    A¹
 1 goutte extrait organique.
```

et faire prendre d'heure en heure à la dose d'une
cuillerée à bouche chaque heure

A l'extérieur : Vaste compresse (vieille flanelle ou
coton hydrophile).

```
  1 litre eau
120 granules A²
120    »    O²
120    »    O³
120    »    O⁵
120    »    N.
120    »    L²
120    »    L⁵
  2 cuillerées à café extrait angioitique.
```

Dès que l'inflammation tombe, que l'anthrax semble
vouloir mûrir, continuer les compresses en rempla-
çant l'extrait angioitique par l'extrait lymphatique.
Trois ou quatre jours se passent ainsi, sans souffrance
aiguë, l'ouverture se fait d'elle-même, et quand la

cavité est bien vidée de son pus, suivre le même traitement que pour les clous simples.

Le phlegmon étant une maladie trop sérieuse en elle-même, n'entre plus dans le cadre des maladies à traiter sans médecin et ne sera pas l'objet d'un traitement. En attendant les soins du docteur, il sera bon et même très sage d'utiliser les compresses indiquées pour l'anthrax.

Quant à l'**Acné**, caractérisée par une succession de petits boutons rouges, surtout abondants au front, et qui deviennent purulents par la suite, il convient de soigner généralement le tube digestif. C'est toujours, en effet, l'indice de troubles digestifs.

Intérieurement :

$$\text{B\small OISSON}$$

1	verre	eau	
1 à 3	granules		L^1
1 à 3	»		O^1
1 à 3	»		O^{10}
1 à 3	»		N.
1 seul	»		A^1
1 goutte	extrait organique.		

Ce verre se prend en une dizaine de fois dans la journée.

Sur les boutons, il faut faire des frictions de pommade à l'extrait lymphatique en se couchant.

Le savon à l'extrait organique employé pour la toilette serait d'un excellent effet.

Dans bien des circonstances, la *Gadusine* sera utile quand la jeune personne atteinte d'acné sera surtout affaiblie par la croissance, le travail, la formation ou les règles.

Aphtes. — Inflammation de la muqueuse buccale, accompagnée de petites ulcérations très douloureuses. Ces ulcérations peuvent se manifester sur la langue, les lèvres, les joues, le voile du palais.

S'il ne s'agit que d'un cas accidentel, de petits tampons imbibés d'extrait angioitique pur, renouvelés trois à quatre fois dans la journée et laissés sur l'ulcération de cinq à dix minutes, en auront bien vite raison.

Si, au contraire, ces troubles sont fréquents, multiples, ils indiquent un mauvais fonctionnement du tube digestif et, en soignant la bouche, on ne devra pas oublier la fonction générale.

Apoplexie cérébrale. — État des plus graves, dont la cause ordinaire est l'hémorragie cérébrale spontanée. Cet accident n'est que la finale d'anciens troubles laissés malheureusement trop souvent sans soins. Mauvaise circulation générale, artério-sclérose, troubles méningés, congestions répétées, mauvaises digestions.

Le plus souvent, la personne frappée avait été avertie du danger par des vertiges, des bourdonnements d'oreilles plus ou moins continus, des engourdissements des membres, et même des troubles du cerveau et de la parole.

L'attaque, souvent soudaine, est caractérisée par la perte brusque de l'état conscient, de la sensibilité et de la motilité, sans que la circulation et la respiration en soient sensiblement modifiées. Il se produit le plus souvent une hémiplégie, c'est-à-dire paralysie de tout un côté du corps, paralysie facile à constater par l'inertie totale le tout le côté frappé. En soulevant un membre, on de voit retomber sous l'action de son propre poids et garder la position donnée.

Dans la syncope, il y a disparition des mouvements de la respiration et arrêts de la circulation. Ces deux états varient donc et sont faciles à reconnaître.

Immédiatement, il faut mettre le malade dans les meilleures conditions d'hygiène, allongé, dans une pièce aérée, légèrement chauffée (15°) ; le tourner de temps en temps, pour éviter la congestion des poumons ; vider la vessie, même à l'aide de sonde si besoin ; placer des révulsifs aux membres inférieurs (sinapismes, laissés dix minutes).

Mais il faut surtout couvrir toute la tête œ compresses, renouvelées toutes les deux heures, avec la préparation suivante :

$$1 \text{ litre eau}$$
$$120 \text{ granules } A^2$$
$$120 \qquad \text{»} \qquad L^2$$
$$120 \qquad \text{»} \qquad L^5$$
$$120 \qquad \text{»} \qquad N.$$
$$2 \text{ cuillerées à café extrait angioitique.}$$

Des applications de ce même extrait à l'aide du flacon (ventouses) laissées une ou deux minutes sur les tempes et au milieu du front, ainsi qu'à la nuque, sont d'un effet merveilleux.

On peut renouveler ces applications toutes les heures.

S'efforcer de faire prendre toutes les cinq minutes une cuillerée à café de la potion suivante :

1 verre eau
1 granule L¹
1   »   L²
1   »   L⁵
1   »   A¹
1   »   N.
1 goutte extrait angioïtique.

L'utilité de saigner ou l'application de sangsues ne paraît pas démontrée.

Appendicite. — Maladie qui semble se généraliser et devient la terreur des familles. Maladie des plus faciles à prévenir par une bonne hygiène et surtout par le fonctionnement régulier de l'intestin.

Cette inflammation, ou aiguë ou le plus souvent longuement conservée avec des états variés de bonne santé, puis de petites crises, est de tous les âges, plus fréquente cependant dans la première jeunesse, de 5 à 15 ans. Les causes en sont multiples, mais une des principales est le manque de surveillance de la toute première enfance, période pendant laquelle l'enfant mange tout ce qu'il trouve à sa portée, depuis la terre jusqu'aux boutons ou aux épingles. L'alimentation joue également un rôle important. Les vers intestinaux agissent de même, soit en traumatisant les parois de l'appendice, soit en transportant dans cet appendice des éléments d'infection.

Chez la femme, le voisinage de l'appendice et des

organes génitaux cause souvent des accidents appendiculaires. La rencontre de la salpingite et de l'appendicite est fréquente ; la grossesse est également une cause d'inflammation régionale et peut prédisposer à la crise d'appendicite.

Dans tous les cas, le danger réside surtout dans les complications péritonéales.

Nous pouvons considérer deux cas : celui de l'appendicite légère, chronique, et celui de l'appendicite aiguë avec complications péritonéales.

Le premier cas caractérisé par des douleurs brusques, assez violentes, au niveau et autour de l'ombilic, un peu vers la droite du ventre. Il y a souvent vomissements répétés d'aliments mêlés à un liquide verdâtre ; parfois c'est simplement un état nauséeux. Il s'agit le plus souvent d'un constipé.

Immédiatement donner la potion suivante, par cuillerée à bouche d'heure en heure.

```
1 verre eau
10 granules L¹
10    »    O¹
10    »    F²
10    »    N.
 1    »    A¹
 1 goutte extrait fébrifuge.
```

Compresse sur tout le ventre, renouvelée 1 ou 2 fois dans les vingt-quatre heures.

```
1 litre eau
80 granules A²
80    »    L²
80    »    L³
80    »    F²
80    »    N.
 1 cuillerée à café extrait angioitique.
```

Lavement tiède (33°) à faire garder dix minutes.

> 1 litre eau bouillie
> 1 cuillerée à café extrait organique.

Après la crise, il sera bon de consulter, pour avoir un traitement plus approprié à la nature du malade.

Dans la crise aiguë, les troubles précédents sont plus accentués, il y a température et la prostration du malade est plus marquée.

POTION

> 1 verre eau
> 10 granules L^1
> 10　　»　　O^1
> 10　　»　　F^1
> 10　　»　　F^2
> 10　　»　　N.
> 1　　»　　A^1
> 3 gouttes extrait organique.

à donner par cuillerée à café, de demi-heure en demi-heure.

La compresse suivante doit être renouvelée toutes les deux heures et couvrir tout le ventre.

> 1 litre eau
> 120 granules A^1
> 120　　»　　L^2
> 120　　»　　L^3
> 120　　»　　O^2
> 120　　»　　O^5
> 120　　»　　F^1
> 120　　»　　N.
> 2 cuillerées à café extrait angioitique.

Tous les jours, lavements à 33°.

```
        1 litre eau bouillie
       20 granules A²
       20      »    L²
       20      »    F²
       20      »    N.
       20      »    O²
        1 cuillerée à café extrait organique.
```

Asthme. — Trouble sérieux et profond de la respiration, dont la cause essentielle peut être multiple et qui, pour être sérieusement traitée, doit être suivie par le médecin. Nous n'indiquerons donc pas ici de traitement général (il varie trop avec les circonstances de personnes, d'état, de causes), nous donnerons simplement le moyen de calmer la crise, qui prend le plus souvent au coucher ou la nuit, afin de permettre de calmer le malade en attendant la visite du médecin.

On doit donner de cinq minutes en cinq minutes une cuillerée à café de la préparation suivante :

```
        1 verre à bordeaux eau
       15 granules L¹
       15      »    N.
       15      »    Ast.
       15      »    P³
```

On fait une sorte de massage doux avec pommade à l'extrait angioitique (une petite amande de pommade), sur toute la poitrine et sur le dos. Ce massage doit faire pénétrer la pommade et non simplement l'étendre à la surface.

En même temps, brûler un cône antiasthmatique et en faire respirer la fumée au patient.

Ataxie locomotrice. — C'est une maladie de la moelle épinière d'évolution longue qui attaque spécialement la motilité des membres inférieurs; dans la plupart des cas, elle est d'origine syphilitique. Son début est lent et se caractérise par des douleurs très violentes et très rapides des membres inférieurs appelées douleurs *fulgurantes*. D'autres douleurs analogues peuvent siéger dans différents points du corps comme l'estomac ou la vessie. La vue est également atteinte et la cécité s'observe souvent.

Donner intérieurement :

1e Potion;

Eau : 150 cc.
1 granule L^1
1 » L^4
1 » L^7
1 » L^8
1 » N
1 » F^2
1 » A^1
1 » L^3
1 » L^6
1 » O^2
1 » O^6
1 » Art
1 goutte d'extrait organique.

Par cuillerée à soupe d'heure en heure.

2° Faire chaque jour une injection hypodermique n° 9;

3° Faire matin et soir sur les membres inférieurs et sur toute la colonne vertébrale un massage avec pommade à l'extrait lymphatique.

Blennorragie. — C'est un trouble fonctionnel des organes génitaux, dû à l'action du *gonocoque* et consistant en un écoulement purulent. Ne'pas le confondre avec la syphilis ou le chancre mou. La blennorragie résulte presque toujours de rapports sexuels. Il est des cas, cependant, où des mains, des vêtements, des objets souillés de gonocoques, peuvent donner cette maladie. Les conjonctivites blennorragiques (inflammation des paupières) chez l'adulte sont toujours le résultat d'auto-inoculation par manque de propreté des mains après des pansements.

Chez le nouveau-né les yeux sont contaminés par le passage à travers la filière génitale. C'est une affection très sérieuse, même grave en raison des désordres tenaces, parfois même de complications mortelles (néphrites, etc.) qui en sont la conséquence. On ne saurait trop la traiter avec énergie dès le début.

Dès les premiers moments, caractérisés par une sorte de chatouillement, suivi bientôt de cuisson violente en urinant, puis d'un écoulement jaune-vert, ensuite épais, il convient d'instiller dans le canal quelques gouttes d'extrait organique pur, ayant bien soin de ne pas pousser l'injection trop loin (il convient d'étrangler la verge vers son milieu au moment de l'injection). Le soir, en se couchant, introduire une demi-bougie à l'extrait organique.

Prendre chaque jour la potion suivante :

```
1 verre eau
1 à 3 granules  L²
1 à 3      »     L⁶
1 à 3      »     O¹
1 à 3      »     O²
1 à 3      »     O⁶
1 goutte extrait fébrifuge.
```

(Cette potion se prend toujours en 10-12 fois.) Pendant toute cette période de traitement, éviter avec soin les boissons fermentées (vin, bière, liqueurs), le café, le thé, etc. Se nourrir d'aliments frais et légers. A la moindre complication consulter.

Bronchite. — Nous n'entendons parler ici que de l'inflammation des grosses bronches ; celle des petites constituant un état trop sérieux pour être traité sans le concours du médecin. L'appareil bronchique destiné à la filtration de l'air est constitué de telle façon que par ses parois épaisses, sa muqueuse à épithélium spécial armé de cils vibratiles, ses glandes abondantes, son innervation, peut se dégager rapidement, par expectoration, des corps étrangers qui l'attaquent ou l'infectent. Les microbes variés y ont un accès facile, ce qui favorise souvent une virulence plus énergique des mauvais germes.

La toux, ordinairement précédée d'une sensation de chatouillement dans le larynx, est parfois sèche et par accès ; d'autres fois grasse ou sifflante.

Les crachats sont muqueux (visqueux ou transparents) ou muco-purulents (verdâtres, épais), ou purulents et souvent d'une odeur fétide.

La dyspnée ou suffocation n'est pas très accentuée, tandis que dans les bronchites capillaires ou des petites bronches cette suffocation est des plus intense.

La température varie de 38°5 à 40°.

Très souvent, le coryza précède l'irritation des bronches, il se produit une trachéo-bronchite.

Il conviendrait, dès cette première manifestation, de faire des aspirations nasales d'extrait organique pur et, ce qui serait mieux encore, d'alterner ces aspirations d'extrait organique avec des aspirations d'extrait angioitique, et ceci de deux heures en deux heures.

Prise ainsi, de suite, l'infection ne gagnera pas et tout rentrera dans l'ordre.

La bronchite une fois déclarée, prendre toutes les heures 1 cuillerée à soupe de la potion suivante :

```
 1 verre eau
10 granules L¹
10     »     O¹
10     »     F¹
10     »     N.
10     »     P¹
10     »     P²
10     »     P⁴
 1 goutte extrait organique.
```

Le matin, à midi et le soir pour la nuit, compresse sur la gorge et sur la poitrine.

```
800 cm³ eau
200 cm³ alcool à 90°
 80 granules A²
 80     »     L⁶
 80     »     N.
  2 cuillerées à café extrait angioitique.
```

Soutenir le malade en le nourrissant légèrement et en lui donnant des boissons remontantes.

Brûlures. — Au premier moment il faut plonger (si possible) la partie atteinte dans un peu d'extrait angioitique pur. Si la brûlure est très étendue, mettez le malade dans un grand bain, avec un flacon entier d'extrait angioitique, laissez prendre le plus de temps possible, d'un quart d'heure à une heure, en évitant les refroidissements ; puis, couvrir la région brûlée avec les compresses suivantes, renouvelées de deux heures en deux heures :

```
    1 litre eau
  120 granules  A²
  120    »      O³
  120    »      L²
  120    »      L⁵
  120    »      N.
    2 cuillerées à café extrait angioitique.
```

Cancer. — Mot très impropre pour désigner une maladie qui, par le fait même de sa définition, semble devoir défier toute médication. En effet, le cancer est défini : *tumeur maligne* à progression continue *sans tendance aucune à la régression;* l'épithélioma et le carcinome en sont les deux manifestations essentielles; encore convient-il de reconnaître que le carcinome n'est que le terme ultime d'un épithélioma atypique et qu'on ne peut décrire isolément le carcinome. Ce qui semble différencier l'épithélioma des différentes tumeurs, c'est sa tendance à *envahir*, à *infiltrer* le tissu conjonctif qui l'entoure et à gagner les voies lymphatiques et les ganglions, de telle sorte que l'opération même reste sans résultat, parce que le chirurgien ne peut, avec la tumeur proprement dite, enlever toutes ses ramifications.

C'est donc un mal qui ne pardonne pas et pour lequel nous ne pouvons rien tenter?

Oui! si nous le prenons trop tard, quand l'extension est trop marquée.

Non! si nous avons le soin de prévenir l'envahissement et de changer notre constitution à temps.

Il convient de rappeler que l'*hérédité* semble jouer ici un rôle important : si l'on ne naît pas cancéreux, on peut naître *prédisposé* à des développements anormaux, dès le moindre trouble local apporté par une cause accidentelle (coups, plaies, irritation locale, etc.). Toute personne qui compte dans ses antécédents la tare cancéreuse doit donc prendre un soin exagéré de son corps et éviter tout ce qui peut en troubler le fonctionnement régulier, et au moins traiter avec énergie et persévérance les régions *contusionnées*, ulcérées, indurées, etc. Ne pas attendre la tumeur proprement dite; car une fois établie, celle-ci devient intraitable et ne peut être qu'atténuée dans sa marche et dans ses complications.

Au moindre coup, appliquer la compresse indiquée à cet alinéa: toute plaie doit être traitée comme il est dit à cet article.

Si le cancer est déclaré, donner intérieurement :

$$\text{1 verre d'eau avec un granule}$$
$$L^1 + L^1 + N. + O^4 + O^3 + O^7 + A^1 + Art \text{ et}$$
$$\text{1 goutte extrait organique.}$$

Si le malade est encore de constitution robuste, qui permet d'agir ainsi, on peut élever la dose de ses granules; mais il vaut mieux alors suivre les indications du médecin.

Sur la plaie, il convient de mettre toutes les quatre heures un pansement humide avec *directement sur la plaie* une gaze bien imbibée de la solution suivante :

```
    1 litre eau
   60 à 120 granules A²
   60 à 120     »     O²
   60 à 120     »     O³
   60 à 120     »     O⁵
   60 à 120     »     N.
   60 à 120     »     L⁶
   60 à 120     »     Art.
    1 à 2 cuillerées à café extrait organique.
```

Les reconstituants (*Gadusine*, *Kola-Coca*, suralimentation, etc.) doivent être employés.

L'injection n° 7, employée avec prudence, et
sous la direction du médecin, peut transformer l'état
de la tumeur et aider puissamment à la réparation
des tissus.

Ne pas en faire plus d'une tous les huit jours.

Carie. — *Des os en général* et particulièrement
dentaire, est une affection de nature infectieuse et
qui amène la destruction de l'os ou de la dent. Elle
atteint d'autant plus facilement que l'organisme est
moins riche en calcaire et la nature plus débilitée :
fréquente chez les tuberculeux. Quant aux dents, en
particulier, nous pouvons reconnaître avec quelle
facilité la carie les attaque et les détruit, faisant disparaître d'abord l'émail, puis la pulpe même de la
dent pour frapper jusqu'aux racines.

Dès que, au niveau d'une anfractuosité, paraît
une petite tache noirâtre sur la dent, c'est une carie
en voie de développement : il faut faire de suite des
pansements à l'extrait organique pur, en se hâtant
de voir un dentiste qui réparera à fond la lésion
débutante. C'est ici que nous devons dire un mot de
l'hygiène de la bouche.

Un des meilleurs moyens de prévenir les troubles dentaires est de prendre au plus tôt les soins les plus réguliers et les plus sérieux de l'estomac et de la bouche.

Tout mauvais estomac amène une perturbation dans l'état sanitaire des dents. Soigner celui-ci au premier moment, se laver la bouche après chaque repas avec la préparation suivante :

1/2 verre eau tiède
5 gouttes extrait organique.

Tous les jours, brosser ses dents et employer les *Pastilles dentifrices* et l'*Eau dentifrice au fluidor* (Ext. organique).

Les caries osseuses dépendantes de longues suppurations généralement tuberculeuses doivent être traitées par des injections et des compresses locales, en même temps que par un traitement reconstituant général qui doit varier avec chaque cas. Nous pouvons conseiller d'une façon générale le traitement suivant comme étant très favorable. Intérieurement, donner toutes les heures une cuillerée à soupe de la solution suivante :

1 verre eau
1 à 3 granules L^1
1 à 3   »   L^4
1 à 3   »   N.
1 à 3   »   O^7
1 à 3   »   O^9
1 seu   »   A^2

Matin et soir injecter dans la plaie quelques gout-

tes d'extrait organique pur et recouvrir la région de
la compresse suivante :

```
1 litre eau
60 à 90 granules A²
60 à 90    »    L¹
60 à 90    »    L⁵
60 à 90    »    O³
60 à 90    »    O⁵
60 à 90    »    N.
1 à 2 cuillerées à café extrait organique.
```

Reconstituants et bonne alimentation. Le sucre
devient ici d'une grande utilité et le malade peut en
prendre de 100 à 150 grammes par jour en suivant
l'état des urines.

Catarrhe intestinal, ou mieux, *Entéro-côlite
muco-membraneuse* est un ensemble des troubles
portant sur la *sensibilité*, la *motilité* et la *sécrétion* de
l'intestin. Douleurs abdominales, constipation spasmodique chronique parfois entrecoupée de crises de
diarrhée, et enfin mucus abondant dans les selles,
tels sont les manifestations de cet état dont le plus
souvent le système nerveux seul est cause, ce qui
aurait fait nommer cette maladie *entero-névrose* par
Lyon et bon nombre d'auteurs français.

L'élément *constipation* est le premier symptôme
et le plus important. La constipation peut porter
sur la *qualité* des selles (elles sont sèches, petites, dures), sur la *quantité* et leur fréquence (elles sont
moins abondantes et plus ou moins espacées). Les
matières sont généralement dures, sèches, petites,
fragmentées, amincies, aplaties, rubanées, ou encore
forment de petites masses arrondies, de sortes de
billes : elles sont très souvent recouvertes de muco-
sité et de sang. La constipation du début est sou-

vent par la suite entrecoupée de diarrhée. Ces diarrhées se reproduisent à intervalles plus ou moins réguliers et sont le plus souvent causées par des fatigues intellectuelles, émotions violentes, écarts de régime, ou les selles déterminent une sensation de cuisson à l'anus, sont constituées par un liquide fétide, mousseux, des glaires et des muco-membranes.

Le ventre douloureux est tantôt aplati, tantôt ballonné et chez le même malade varie dans sa forme d'un moment à l'autre. La palpation produit un bruit de gargouillement. La langue est étalée et pâteuse, blanche au milieu et rouge sur les bords; l'haleine est un peu forte et désagréable, l'appétit capricieux, tantôt nul, tantôt exagéré.

Il y a des troubles biliaires : les matières sont décolorées.

On retrouve des troubles de circulation : bouffées de chaleur, succession de rougeur et de pâleur de la face, bourdonnements d'oreilles, troubles de la vue. Il n'est pas jusqu'au mental qui ne se ressente de cette fatigue de l'intestin; la mémoire faiblit, la volonté baisse, l'énergie morale fait défaut, la neurasthénie est à la porte.

Il faut prendre :

$$150 \text{ cc. d'eau d'Evian}$$
$$3 \text{ granules } L^1$$
$$3 \quad » \quad O^1$$
$$3 \quad » \quad F^2$$
$$3 \quad » \quad N.$$
$$1 \quad » \quad A^1$$
$$1 \text{ goutte extrait organique.}$$

pendant quelques jours.

Mettre la nuit les compresses suivantes sur tout l'abdomen :

```
1 litre eau
70 granules A²
  70     »     F²
  70     »     L²
  70     »     L⁵
  70     »     N.
1 cuillerée à café extrait angioitique
```

Ce traitement a vite raison de l'état chronique.

Dans les états de crises avec diarrhée, il faut porter ces mêmes granules à 10 dans le verre de potion en y ajoutant :

```
10 granules D.
```

Mettre 90 granules dans les compresses et 2 cuillerées à café d'extrait angioitique et prendre le lavement suivant à 35°, le garder dix minutes ou un quart d'heure :

```
1/2 litre eau bouillie
  20 granules A²
  20     »     O²
  20     »     F²
  20     »     N.
  20     »     D.
1 cuillerée à café extrait angioitique.
```

Ces lavements peuvent se continuer jusqu'à disparition de la crise, qui ne dure généralement pas plus de trois à quatre jours.

Céphalalgie ou *Mal de tête.* — Il y a deux variétés de mal de tête : l'un violent, gravatif, l'autre sourd, plus continu, plus vague.

Ce n'est pas tant une maladie qu'un trouble dé
pendant de maladies plus profondes, de troubles
fonctionnels d'organes importants, comme l'intestin, l'estomac, etc.

Presque toutes les maladies aiguës et violentes
sont accompagnées de maux de tête. Dans la plupart des cas, en traitant la maladie essentielle, on
traite le mal de tête et celui-ci disparaît rapidement.

Cependant, comme il peut être utile de soulager
au plus tôt le malade, on se trouvera bien, dans tous
ces cas, de l'application de compresses renouvelées
toutes les heures avec la préparation suivante :

1/2 litre eau
60 granules A²
60   »   L³
60   »   L⁴
60   »   N.
1 cuillerée à café extrait angioitique.

Si cette compresse ne soulageait pas, il conviendrait, dans les suivantes, de remplacer l'extrait angioitique et de mettre une cuillerée à café d'extrait
composé, en laissant les mêmes granules.

Chancre. — Ce mot éveille l'idée d'un ulcère ron-
geur : Nous ne le trouvons plus appliqué, cependant
qu'à deux variétés de trouble vénérien : la lésion
initiale de la syphilis (chancre syphilitique) et une
autre lésion sans aucun rapport avec la précédente,
bien que longtemps confondues, le *chancre simple*
(chancrelle, chancre mou). Nous ne parlerons ici que

de cette dernière maladie, réservant pour les soins à donner à la syphilis l'étude du premier chancre.

Le chancre mou est une maladie *locale spécifique*, causée par un microbe particulier découvert par Buercy.

Bien que la transmission de ce microbe puisse se faire accidentellement, elle est le plus souvent la conséquence des rapports vénériens. Le pus sécrété par le chancre est indéfiniment inoculable et auto-inoculable, sans qu'aucune immunité ne soit le résultat d'une première atteinte.

La durée d'inoculation est presque nulle et passe souvent inaperçue.

L'ulcération est de forme ronde ou ovalaire, souvent elle résulte de la confluence de plusieurs chancres et n'est plus régulière : ses bords sont taillés à pic, surplombent la partie creusée qui est comme minée, décollée et sous laquelle on peut glisser l'extrémité d'une spatule. Le pourtour est rouge vif, souvent bordé intérieurement d'un liseré jaune. Le fond de la plaie est gris-jaunâtre, irrégulier ; sa base est souple et non indurée comme dans le chancre syphilitique. Il n'y a pas de douleur spontanée, mais par contre la sensibilité au toucher est très grande. Si le pus peut se dessécher, il forme une croûte noirâtre qui cache l'ulcération. Souvent on trouve plusieurs plaies par suite de réinoculation sur place. Les ganglions ne sont pas touchés, à moins qu'une complication ne survienne constituant un *bubon*, abcès chancreux ou simplement inflammatoire des organes lymphatiques, causé par un manque de soins ou un traitement mal approprié; cette dernière complication survient le plus souvent dans les premières semaines. La glande s'ouvre alors au bout de dix à douze jours et laisse échapper un pus mal lié, pour se cicatriser ensuite ou former une nouvelle plaie qui prendra les caractères du chancre. Le chancre s'étend pendant trois ou quatre semaines, son fond bourgeonne alors, ses bords tombent, l'aspect est celui d'une plaie simple et la guérison survient après vingt à trente jours, quand les soins sont donnés, après cinquante à soixante jours, voire même quatre-vingt-dix jours pour les autres. Il reste une cicatrice indélébile.

Chez l'homme, son lieu de prédilection est la rainure balano-préputiale et les parties adjacentes, les côtés du frein qui se perfore et se rompt, le limbe du prépuce.

Chez la femme, toutes les parties vulvaires peuvent être le siège du chancre : rarement on le retrouve dans le vagin. Les chancres simples en dehors des organes génitaux sont très rares.

L'examen bactériologique lève les doutes dans un cas difficile. Le pus renferme un petit bacille de 2 μ, trapu, à extrémités arrondies, un peu aminci au milieu et dont les extrémités sont seules teintées par les couleurs d'aniline.

Dès le premier moment, il n'y a qu'à couvrir la plaie de petits tampons de coton hydrophile imbibé d'extrait organique pur et laisser ce médicament nuit et jour, renouvelant le tampon toutes les six heures.

Prendre intérieurement :

```
1 verre eau
1 granules L¹
1    »    L⁴
1    »    N.
1    »    O¹
1    »    Art.
1    »    O⁷
1 goutte extrait organique.
```

S'il survient un *bubon*, employer aussitôt la compresse suivante, la renouvelant dès qu'elle est très chaude :

```
1 litre eau
100 granules L²
100    »    L⁵
100    »    O²
100    »    O³
100    »    O⁵
100    »    Art.
2 cuillerées à café extrait organique.
```

Continuer ces pansements jusqu'à ce que la cicatrisation soit terminée; on pourrait, pour activer cette dernière, changer l'extrait organique par de l'extrait lymphatique dès que le pus cesse de couler.

Fortifier le malade au moyen de remontants (*Gadusine*, *Kola-Marc*, bonne alimentation).

Chlorose. — Anémie particulière, se produisant chez la jeune fille au moment de la puberté.

Les traits sont bouffis, la teinte est cireuse, à reflets verdâtres (χλωρος), les muqueuses pâlissent. L'embonpoint reste normal, souvent paraît même accentué en raison de la bouffissure de la face et les pommettes demeurent souvent colorées. Essoufflements et palpitations de cœur au moindre effort accompagnent cet état d'anémie. Si le cœur paraît battre avec force, il n'y a cependant pas d'hypertrophie. L'oreille découvre au foyer d'auscultation de l'artère pulmonaire un bruit de souffle systolique doux, fugace, qui varie avec les positions et les mouvements de respiration. Au foyer aortique, un souffle rude et systolique et un souffle d'insuffisance tricuspidienne à la pointe de l'appendice xiphoïde, complètent ce tableau des bruits cardiaques. Les artères du cou battent violemment. La jugulaire interne laisse percevoir un frémissement cataire et l'on y entend un bruit doux et continu avec renforcement périodique.

Les troubles digestifs sont variés et nombreux : inappétence, digestions lentes et pénibles, vomissements, douleurs d'estomac, constipation très opiniâtre.

L'urine est pâle, rare, pauvre en urée, contient de l'urobiline, de l'albumine. Les règles sont irrégulières, faibles dans les cas ordinaires; elles cessent complètement dans les chloroses graves. La leucorrhée est au contraire persistante.

Le moral se ressent du physique : le caractère est changeant, triste, irritable, capricieux.

Le sang est pâle et fluide : si le nombre de globules rouges est inférieur à 3.000.000, l'hémoglobine est encore plus diminuée et la valeur globulaire tombe au-dessous de l'unité.

La chlorose progresse lentement et insidieusement et conduit à toutes les complications dues à un terrain prédisposé aux invasions microbiennes.

Donner au plus tôt :

```
1 verre eau
1 à 3 granules  L¹
1 à 3     »      L⁴
1 à 3     »      N.
1 à 3     «      O⁹
1 à 3     »      O¹⁰
1 seul    »      A³
```

Le matin, 1 à 2 cuillerées à café de *Gadusine*.

Aux repas principaux, un verre à bordeaux d'eau de Bussang mêlée au vin. Bonne alimentation variée, grand air. Altitude ou air de mer. Exercices corporels.

Cholérine. Diarrhée accidentelle. — Causée par une alimentation mauvaise, des microbes de l'intestin, accompagnée souvent de vomissements de prostration, d'abaissement de température.

Donner en potion :

```
1 verre eau
10 granules  L⁴
10    »       O¹
10    »       N.
10    »       D.
10    «       Chol.
1     »       A¹
3 gouttes extrait organique.
```

Suivant l'intensité du cas, la potion se prend de quart d'heure en quart d'heure, de demi-heure en demi-heure ou d'heure en heure, en observant ce qui a été indiqué à ce sujet.

En même temps, on couvre tout le ventre d'une compresse imbibée de la préparation suivante :

```
  1 litre eau
100 granules A²
100    »    F²
100    »    L²
100    »    L⁵
100    »    N.
    2 cuillerées à café extrait angioitique.
```

Si l'état est très violent et les évacuations fréquentes, on se trouvera bien de donner en même temps le lavement suivant :

```
1/2 litre eau bouillie
 25 granules A²
 25    »    O²
 25    »    O⁵
 25    »    N.
 25    »    D.
 25    »    Chol.
    1 cuillerée à café extrait organique.
```

Faire garder ce remède dix minutes à un quart d'heure.

Il peut être renouvelé deux fois dans la journée.

S'il s'agit d'une simple diarrhée (deux ou trois garde-robes liquides, avec coliques, etc.), on donnera simplement :

```
  1 verre eau
3 à 10 granules L¹
3 à 10    »    O¹
3 à 10    »    N.
3 à 10    »    D.
1 seul    »    A¹
    1 goutte extrait organique.
```

Chorée. — Ce nom appliqué à un grand nombre de troubles nerveux rappelant les gestes de la danse ne sera envisagé que dans un sens plus restreint, dont le type est constitué par la chorée de Sydenham ou chorée des enfants, chorée mineure, vulgaire.

C'est une chorée gesticulatoire, c'est-à-dire dans laquelle les mouvements convulsifs rappellent plus ou moins des gestes, mais gestes déformés, exagérés intempestifs, méconnaissables.

Sydenham s'exprime ainsi : « La danse de Saint-Guy, en latin *Chorea Sancti Viti*, est une sorte de convulsion qui arrive principalement aux enfants de l'un et l'autre sexe, depuis l'âge de dix ans jusqu'à l'âge de la puberté. Elle commence d'abord par une espèce de boitement ou plutôt de faiblesse d'une jambe, que la malade traîne comme font les insensés. Ensuite elle attaque le bras du même côté. Ce bras étant appliqué sur la poitrine ou ailleurs, le malade ne saurait le retenir un moment dans la même situation; et, quelque effort qu'il fasse pour en venir à bout, la distorsion convulsive de cette partie la fait continuellement changer de place.

« Avant que le malade puisse porter à sa bouche un verre plein de liquide, il fait mille gestes et mille contours, ne pouvant l'y porter en droite ligne, parce que sa main est écartée par la convulsion qui la tourne de côté et d'autre, jusqu'à ce que ses lèvres se trouvent à la portée du verre : il sable promptement sa boisson et l'avale tout d'un trait. On dirait qu'il ne cherche qu'à faire rire les assistants. »

C'est une maladie de la première enfance, frappant depuis l'époque de la première dentition jusqu'à la puberté en marquant sa plus grande fréquence de 6 à 12 ans. Les statistiques nous donnent une proportion de deux filles contre un garçon.

L'hérédité névropathique, le rhumatisme, l'anémie, le rachitisme, la scrofule, les maladies infectieuses (scarlatine, rougeole, coqueluche, variole, varicelle, typhoïde), les émotions vives, la peur en particulier, sont les éléments que l'on retrouve communément dans l'étiologie de cette maladie.

Le *début brusque* dans la maladie est surtout le fait d'une émotion vive, peur, chute. Quelques heures ou un ou deux jours après l'incident paraissent les convulsions.

Le *début lent* est caractérisé par des troubles de l'*intelligence* et de l'*affectivité*. L'enfant, à l'école, est moins attentif; il devient capricieux, inquiet, pleurard, recherche la solitude. Les mouvements nerveux paraissent peu à peu, d'abord isolés et rares; ce sont des grimaces, des mouvements brusques, une maladresse accentuée dans les actes habituels.

L'enfant se plaint bientôt de *fatigue*, de douleurs vagues, d'inquiétudes dans les membres, l'appétit se perd, la constipation s'établit. Enfin, aux grimaces de la face s'ajoutent bientôt des contorsions des mains, des bras, de la tête, de tout le corps.

La durée moyenne de cette maladie varie entre six semaines et quatre mois. La mort est exceptionnelle, mais les *récidives* constituent un caractère important de la chorée.

Donner intérieurement :

```
1 verre eau
1 à 5 granules L¹
1 à 5 granules L²
1 à 5     »     L⁴
1 à 5     »     N.
1 à 5     »     F³
1 à 5     »     O⁷
1 à 5     »     A¹
```

Gadusine le matin, une à deux cuillerées à café.

Tous les jours grand bain (si possible) d'un quart d'heure avec la préparation **suivante** : faire bouillir une demi-heure un litre de fleurs de tilleul dans quatre à cinq litres d'eau, ajouter un demi-flacon d'extrait composé à l'eau du bain.

La nuit, couvrir l'estomac de compresses.

```
1 litre eau
60 granules A²
60     »     F²
60     »     N.
60     »     L⁵
1 cuillerée à café extrait lymphatique.
```

Si la tête est douloureuse, couvrir de compresses froides avec la préparation suivante :

```
1 litre eau
60 granules A²
60     »     L³
60     »     N.
1 cuillerée à café extrait angioitique.
```

Eviter toutes les émotions, les contrariétés, les réprimandes. Repos prolongé.

Ne pas oublier que toujours, sous l'action du traitement, les mouvements anormaux redoublent pendant une quinzaine de jours au point de paraître souvent inquiétants. Ne pas cesser la médication. Le calme renaît bientôt.

Chute du rectum. — Trouble de l'enfance, généralement. Remonter l'intestin à l'aide du doigt recouvert de pommade à l'extrait lymphatique. Faire une sorte de massage doux avec cette même pommade sur le pourtour anal. Bain de siège d'un quart d'heure avec eau de feuilles de noyer et un demi-flacon d'extrait lymphatique.

(Pour préparer l'eau de noyer, il faut faire bouillir pendant un quart d'heure une demi-livre de feuilles dans trois à quatre litres d'eau.)

Coliques. — Douleurs passagères, violentes, provenant de l'intestin et souvent accompagnées de vomissement.

Donner par cuillerées à café, de minute en minute, une tasse de camomille (2 fleurs), dans laquelle on met :

$$15 \text{ granules } L^1$$
$$15 \quad \text{»} \quad N.$$

Couvrir le ventre avec une compresse (chaude), préparée comme suit :

$$1 \text{ litre eau}$$
$$100 \text{ granules } A^3$$
$$100 \quad \text{»} \quad N.$$
$$100 \quad \text{»} \quad F^3$$
$$100 \quad \text{»} \quad L^5$$

2 cuillerées à café extrait lymphatique.

Il va de soi que nous ne parlons ici ni des coliques hépathiques, ni des coliques néphrétiques, ni des coliques herniaires.

Dans tous ces cas, le traitement indiqué ci-dessus procurerait du soulagement, mais non la guérison, et il faut appeler le médecin au plus tôt.

Congestion. — Nous ne donnons ici que l'indication des soins urgents pouvant prévenir de graves complications, en attendant le médecin, dans ces cas violents et subits qui tuent ou paralysent le patient en quelques instants.

On doit couvrir de compresses, immédiatement, toute la tête, avec la préparation suivante :

$$1 \text{ litre eau}$$
$$120 \text{ granules } A^2$$
$$120 \quad » \quad L^2$$
$$120 \quad » \quad L^3$$
$$120 \quad » \quad L^5$$
$$120 \quad » \quad N.$$
2 cuillerées à café extrait angioitique.

Donner par cuillerée à café, de minute en minute, la potion suivante :

$$1 \text{ verre à Bordeaux eau (Evian)}$$
$$15 \text{ granules } L^1$$
$$15 \text{ granules } N.$$
$$15 \quad » \quad A^1$$
1 goutte extrait angioitique.

Des frictions avec alcool à 90° et extrait lymphatique (une cuillerée à café d'extrait lymphatique pour un demi-litre d'alcool), sur jambes et sur bras.

Conjonctivite. — Inflammation de la conjonctive qui se manifeste par la cuisson et la teinte rouge des yeux. Mettre deux ou trois fois par jour une goutte d'extrait angioitique dans l'œil malade. Trois ou quatre fois par jour bain d'œil avec :

```
1 verre eau
20 granules Opht.
20     »     N.
20     »     L⁵
20     »     L²
1 cuillerée à café extrait angioitique.
```

Si la conjonctivite récidive facilement, il faut aller consulter le médecin, qui fera suivre un traitement général approprié; car, dans ce cas, c'est un symptôme d'état arthritique accentué.

Constipation. — C'est une incommodité extrêmement fréquente dont les causes sont variées car elles embrassent toutes les infractions aux règles de l'hygiène générale et de l'hygiène alimentaire. Une personne dont l'hygiène est bonne dans son ensemble, n'est pas constipée. On doit s'occuper d'abord de corriger toutes les fautes commises dans la vie courante. D'abord on évitera la sédentarité, c'est-à-dire qu'on aura soin de prendre un exercice suffisant chaque jour. Le meilleur exercice et le plus simple est représenté par la marche au grand air, au moins une demi-heure le matin et autant le soir. D'autre part on consacrera aux repos le temps nécessaire : on aura soin de mâcher suffisamment les aliments. Enfin on évitera de consommer trop de viande ou de poisson ou de sucre et on absorbera une quantité suffisante de légumes et de fruits. Comme la constipation s'accompagne le plus souvent de dyspepsie gastrique ou intestinale, on traitera d'abord cette dyspepsie, car les médicaments donnés uniquement contre la constipation ne sont que des expédients tant que la cause primordiale subsistera. Ces principes posés, nous donnerons quelques conseils pour combattre la constipation elle-même. Le moyen le plus simple consiste à prendre le soir en se couchant 15 granules Laxatif végétal dans un demi-verre d'eau: les constipations légères cèderont à ce moyen.

Contre les constipations plus marquées, nous conseillerons de prendre 1 ou 2 pilules savonneuses du Dr Marçais, le soir en se couchant.

Contusions. — Nous devons envisager ici une série de cas variés :

1º La contusion ne produit aucun déchirement des tissus : c'est la simple contusion (coup de marteau, par exemple). Mettre sur le point contusionné une compresse de la solution suivante :

```
1 verre eau
30 granules Lª
30     »     L³
30     »     L⁵
30     »     N.
1 cuillerée à café extrait angioitique.
```

Cette compresse calme la douleur et empêche l'épanchement de sang dans les tissus.

La contusion produit un déchirement des chairs, il y a plaie.

Deux cas peuvent se produire. Le premier : la plaie est propre, l'instrument non souillé le sang peu abondant; user de la préparation ci-dessus indiquée.

Les mêmes conditions de propreté existent, mais le sang est abondant. Prendre un petit tampon de coton hydrophile imbibé d'extrait angioitique et le tenir sur la plaie avec une pression modérée.

Si le sang ne coule plus après une compression de quelques instants, user de la compresse suivante, afin de faire cicatriser rapidement :

$$1 \text{ verre eau}$$
$$20 \text{ granules } A^2$$
$$20 \quad » \quad O^3$$
$$20 \quad » \quad L^5$$
$$20 \quad » \quad N.$$
$$1 \text{ cuillerée à café extrait lymphatique.}$$

La plaie est souillée par de la terre, des objets suspects l'ont produite, on craint l'infection : tamponnez à l'extrait angioitique, si le sang est abondant, mais mettez au plus vite la compresse suivante :

$$1 \text{ verre eau}$$
$$30 \text{ granules } A^2$$
$$30 \quad » \quad L^2$$
$$30 \quad » \quad L^5$$
$$30 \quad » \quad O^2$$
$$30 \quad » \quad O^6$$
$$30 \quad » \quad N.$$
$$1 \text{ cuillerée à café extrait organique.}$$

Si la cicatrisation se fait attendre, on l'aidera en appliquant trois à quatre fois par jour, et de huit à dix minutes chaque fois, un tampon imbibé d'extrait lymphatique.

Coqueluche. — Toux spasmodique, dont les caractères sont connus et n'ont pas lieu d'être relatés ici. Toute coqueluche disparaît en vingt et un jours, à l'aide des soins suivants :

Intérieurement :

```
1 verre eau
10 granules  L¹
10    »      N.
10    »      O¹
10    »      Ast.
10    »      P¹
10    »      P²
10    »      P⁴
 1    »      A¹
 1 goutte extrait organique.
```

Donner cette préparation de demi-heure en demi-heure les premiers huit jours (pas la nuit), et d'heure en heure par cuillerée à bouche, jusqu'à guérison.

Couvrir toute la poitrine et la gorge avec la compresse suivante :

```
1/2 litre eau
1/2 litre alcool
 90 granules  A²
 90    »      L²
 90    »      L³
 90    »      L⁴
 90    »      N.
 2 cuillerées à café extrait angioïtique.
```

On peut user de 2/3 litre d'eau et 1/3 litre alcool.

Ces compresses doivent se mettre nuit et jour pendant les dix premiers jours, puis la nuit seulement.

Il se produit toujours une recrudescence de quintes et de vomissements pendant les huit premiers jours. Ne pas suspendre le traitement.

L'enfant de moins d'un an devra être sérieusement suivi par le médecin et ne prendre la potion qu'à trois granules. S'il y a fièvre, ajouter à la potion les granules de F¹ à la même dose.

Cors aux pieds. — Matin et soir, employer un peu de pommade à l'extrait organique en friction douce. Tous les deux jours, bain de pieds d'un quart d'heure avec eau de son.

Coryza ou *Catarrhe nasal.* — Nous devons considérer deux formes de coryza. La première est *aiguë :* c'est une inflammation accidentelle des fosses nasales et des sinus qui y débouchent, causée le plus souvent par le froid. Cette irritation provoque un picotement et des éternuements. La muqueuse épaissie par la congestion supprime l'odorat, trouble le goût. La trompe d'Eustache étant obstruée, l'audition est diminuée. Des douleurs frontales causées par l'irritation des sinus de la face, frontaux et ethmoïdaux; des douleurs de la nuque causées par l'irritation des sinus sphénoïdaux, un peu de conjonctivite et de larmoiement, tel est le cortège des malaises qui accompagnent ce coryza aigu.

Vingt-quatre ou quarante-huit heures après, un écoulement purulent et même fétide se produit, gênant la respiration; si un traitement n'est pas suivi au plus tôt, l'irritation gagnera rapidement le larynx, la trachée, les bronches et un *rhume* en règle surviendra avec toutes ses complications.

Dès le premier moment, aspirer par les narines, toutes les deux ou trois heures, de l'extrait angioitique pur.

Si ce remède est pris à temps, le coryza cessera dans les quarante-huit heures tout au plus.

Il peut se faire que les troubles ci-dessus indiqués ne soient pas la conséquence d'un refroidissement, mais celle d'un élément infectieux, comme grippe, rougeole, etc.; dans ce cas, ce n'est plus à l'extrait angioitique que l'on devra recourir, mais à l'extrait organique en procédant comme dans le premier cas.

La deuxième forme de coryza est la *forme chronique.*

Les troubles sont à peu près les mêmes que dans la forme aiguë, mais beaucoup moins accentués.

La continuité de l'état inflammatoire peut amener un épaississement de la muqueuse nasale; il s'y forme des granulations, des végétations, voire même des polypes.

C'est l'état général qu'il faut alors soigner, tout en faisant des douches nasales locales avec l'extrait angioitique.

Il faut prendre, d'heure en heure, une cuillerée à soupe de la potion suivante :

$$150 \text{ cm}^3 \text{ d'eau}$$
$$1 \text{ granule } L^1$$
$$1 \quad \text{»} \quad L^2$$
$$1 \quad \text{»} \quad L^4$$
$$1 \quad \text{»} \quad O^1$$
$$1 \quad \text{»} \quad O^{10}$$
$$1 \quad \text{»} \quad \text{Art}$$
$$1 \quad \text{»} \quad N.$$
$$1 \quad \text{»} \quad A^1$$
$$1 \text{ goutte extrait organique.}$$

Ce traitement doit être continué pendant des mois entiers.

Coxalgie. — C'est la maladie tuberculeuse de l'articulation de la hanche; on l'observe avec un maximum de fréquence chez l'enfant de 5 à 10 ans environ, quoique des sujets beaucoup plus âgés puissent en être atteints. Le début est caractérisé par de la douleur et de la gêne de la marche : puis bientôt par de l'impotence du membre. Cette grave apparition peut encore s'accompagner d'abcès dont le point de départ est l'articulation malade et qui se répandent loin de leur lieu d'origine. La coxalgie se termine toujours par un raccourcissement plus ou moins marqué du membre inférieur. Le traitement doit s'adresser non seulement à la maladie locale mais encore à l'état général profondément atteint dans la plupart des cas.

Donner la potion suivante par cuillerées à bouche d'heure en heure.

$$
\begin{array}{lll}
\text{Eau 150 cc.} & & \\
3 \text{ granules} & & L^1 \\
3 & \text{»} & L^4 \\
3 & \text{»} & O^1 \\
3 & \text{»} & O^8 \\
3 & \text{»} & O^{10} \\
3 & \text{»} & \text{Art} \\
3 & \text{»} & N. \\
3 & \text{»} & F^2 \\
1 & \text{»} & A^1 \\
\end{array}
$$

Ajouter chaque jour à la potion et alternativement I goutte d'extrait organique ou d'extrait lymphatique.

2º Injection hypodermique quotidienne nº 1 et nº 5 alternées. Gadusine.

3º Immobilisation relative permettant l'application d'une compresse imbibée de la solution suivante et renouvelée toutes les six heures :

> Eau 1 litre
> 120 granules A²
> 120   »   N.
> 120   »   Art.
> 120   »   L⁵
> 120   »   O²
> 120   »   O³
> 120   »   O⁵
> Ajouter 2 cuillerées à café d'extrait angioitique.

4º Traitement approprié des abcès. S'il y a fistulisation, on injectera chaque jour dans la fistule 1 centimètre cube d'extrait organique pur, en appliquant sur la région une compresse imbibée de la solution suivante :

> Eau 1/2 litre
> 70 granules A²
> 70   »   N.
> 70   »   L²
> 70   »   L⁵
> et 2 cuillerées d'extrait organique.

Convulsions de l'enfance. — 1º Appliquer sur la tête une compresse imbibée de la solution suivante et renouvelée toutes les deux heures.

> Eau 1 litre
> 80 granules A²
> 80   »   L²
> 80   »   L⁵
> 80   »   N.
> 2 cuillerées à café d'extrait angioitique.

2º Bain tiède (35º-36º) dans lequel on versera un petit flacon d'extrait composé.

3º Faire prendre de minute en minute une cuillerée à café de la potion suivante.

Eau 50 cc.
10 granules N.
10   »   F²
10   »   O¹

Crampes. — Mettre sur la langue 10 granules L¹
et 10 granules N. et les laisser fondre en salivant le
plus abondamment possible. En cas de fréquence et
de durée prolongée, mettre sur l'estomac la compresse suivante :

2/3 litre eau
1/3 litre alcool à 90°
 70 granules A²
 70   »   L⁵
 70   »   N.
 1 cuillerée à café extrait lymphatique.

Crevasses. — Friction de pommade à l'extrait
lymphatique matin, midi et soir; ou *plus actif :*
compresse avec

1 verre eau
30 granules A²
30   »   L²
30   »   N.
30   »   L²
1 cuillerée à café extrait lymphatique.

Cystite. — C'est l'inflammation de la paroi vésicale. Dans toute cystite, la muqueuse vésicale sup-
pure. Elle se rencontre surtout de 50 à 60 ans, et
beaucoup plus souvent chez l'homme que chez la

femme. Tout obstacle à l'évacuation des urines, tout agent favorisant la congestion des parois, tout élément produisant une lésion de la muqueuse vésicale sont des causes qui favorisent le développement du microbe dans la vessie.

Les rétrécis, les prostatiques sont les candidats à la cystite.

Les tumeurs, les traumatismes, les calculs, les corps étrangers introduits dans la vessie prédisposent à la maladie; la présence d'un microbe est indispensable à son développement. Parmi ces microbes, le gonocoque et le coli-bacille sont les plus fréquents; on y a trouvé aussi du streptocoque, le staphylocoque blanc et le doré, le proteus Hauser, voire même le bacille typhique.

Les symptômes de cystite sont : la douleur, la fréquence des émissions, la modification de l'état des urines.

La douleur paraît dès que la tension intra-vésicale est mise en jeu, même simplement par quelques grammes d'urine. C'est surtout à l'émission des dernières gouttes que les souffrances sont aiguës. Cette douleur s'étend dans tout le bas-ventre, le périnée, et surtout à l'extrémité du gland. Ces douleurs sont presque sans interruption, car elles continuent cinq à six minutes après la miction et ces mictions se reproduisent cinq à six fois par heure.

La *fréquence* est un symptôme aussi terrible que la douleur. La nuit, autant que le jour, le besoin est impérieux et continu.

Les urines sont *troubles* et *purulentes*. La quantité de pus est proportionnelle à l'intensité de la cystite, si celle-ci est légère, l'urine se trouble uniformément; si la cystite est intense, le dépôt des urines est épais, glaireux et ne se sépare jamais nettement du liquide, comme cela se produit dans les suppurations d'origine rénale.

L'*hématurie* n'est pas rare, surtout dans la cystite aiguë. Le sang paraît à la fin de la miction, peu abondant. Il est rare de voir des hémorragies importantes.

Quand la fièvre paraît, c'est que l'infection s'est étendue au delà de la vessie et est remontée jusqu'aux reins. Elle est toujours d'un mauvais pronostic.

Traiter, si possible, la cause occasionnelle (tumeur, calcul, etc.). Donner intérieurement :

```
1 verre eau
1 à 10 granules  L¹
1 à 10     »     L⁶
1 à 10     »     N.
1 à 10     »     O¹
1 à 10     »     O²
1 à 10     »     O⁶
1 seul     »     A¹
1 goutte extrait organique.
```

Bain de siège à l'eau de son, tous les jours.

Compresse sur le ventre, nuit et jour, renouvelée toutes les quatre heures, avec

```
1 litre eau
60 à 90 granules  A²
60 à 90     »      L²
60 à 90     »      L⁶
60 à 90     »      N.
60 à 90     »      O²
60 à 90     »      O⁵
1 cuillerée à café extrait angioitique.
```

Lavage de vessie chaque jour (le garder dix minutes à un quart d'heure).

```
1/2 lilre  eau  bouillie
30 granules  A²
30     »     O³
30     »     O⁵
30     »     L²
30     »     L⁵
30     »     N.
1 cuillerée à café extrait organique
```

La sonde à demeure est un bon calmant des souffrances, en arrêtant les contractions si douloureuses de la vessie.

Alimentation rafraîchissante. Eviter les boissons fermentées pour ne prendre que des infusions de queues de cerises, de chiendent, de pariétaire, de fumeterre, etc.

Dartres. — La dartre farineuse streptococcique pityriasis alba facici. Ce terme de pityriasis (πιρμφον, son) désigne des états caractérisés par une desquamation plus ou moins fine, « furfuracée » appartenant aux affections les plus diverses.

Les frictions de pommade à l'extrait organique, tous les soirs, ont vite raison de ces troubles dermiques. C'est souvent un symptôme de faiblesse générale et plus souvent encore la conséquence d'un manque d'hygiène.

Veiller à la propriété du corps. Fortifier par la potion suivante :

```
1 verre eau
1 granule L¹ + L⁴ + N. + Art. + O⁹ + A³
```

Faire la toilette au savon organique.

Démangeaisons. — Il ne s'agit pas ici des démangeaisons eczémateuses, mais simplement d'une manifestation nerveuse, sans sécrétion et localisée.

Friction avec pommade à l'extrait lymphatique. Grand bain amidonné. Poudre de velours.

Les démangeaisons provenant de la jaunisse devront être traitées par une médication appropriée à l'état général.

Dentition. — Frictionner les gencives avec extrait lymphatique, trois à quatre fois par jour. Se servir d'un tampon imbibé d'extrait lymphatique.

Dents. — Les douleurs cèdent rapidement aux applications d'extrait lymphatique. Quelques gouttes d'extrait lymphatique dans l'oreille correspondante; boucher la cavité à l'aide de coton imbibé d'extrait lymphatique.

Des tampons d'extrait organique ralentissent la carie et l'eau dentifrice garde le bon état dentaire.

Diabète. — Est un état constitué par de la glycosurie permanente, de la polydipsie, de la polyphagie, de l'autophagie.

Notre ignorance sur la pathogénie de cette affection est toujours la même qu'à l'époque à laquelle Claude Bernard écrivait en 1850 :

« Je n'ai pas la prétention de croire que nous soyons encore arrivés à l'explication complète de la maladie diabétique, bien au contraire. Qu'on se fasse l'opinion qu'on voudra de cette maladie, qu'on l'appelle une dystrophie constitutionnelle ou autrement, ce sont des mots vides, derrière lesquels nous ne parvenons pas à cacher l'ignorance où nous sommes de sa cause réelle. » (Cl. Bernard, 1850).

Quel que soit le point théorique, quand le taux sucre du sang s'élève de 1 gr. 50 (taux normal pour 1 litre de sang), à 3, 4, 5 grammes, la glycémie fait place à l'hyperglycémie et les symptômes diabétiques apparaissent.

Quant à son *étiologie*, il est certain que la vie sédentaire, les excès alimentaires, carnés ou amylacés, l'hérédité, les traumatismes, les maladies infectieuses, les chagrins, les émotions prédisposent au diabète.

Parmi les éléments de diagnostic de cette maladie nous retrouvons une série de troubles qu'il convient de connaître :

1º Groupe dermatologique : furonculose, anthrax, eczéma, prurit et surtout prurit génital ;

2º Groupe buccal : stomatites, gingivites, périostites alvéolo-dentaires ;

3º Groupe oculaire : diminution de la puissance visuelle, cataracte précoce ;

4º Groupe nerveux : impuissance physique, intellectuelle, génitale, envies impérieuses de dormir après les repas, névralgies, sciatique, paralysies oculaires, amaigrissement.

Seule l'analyse des urines nous révèle le diagnostic exact de la maladie et nous pouvons savoir ensuite la quantité de sucre contenu dans celles-ci.

Il est nuisible de chercher à faire disparaître totalement le sucre par un régime sévère. Ce régime ne donne du reste qu'un résultat très momentané qui sera suivi d'un état de faiblesse et d'amaigrissement aussi redoutables que le diabète. Un diabétique *non obèse* ne doit pas maigrir. Le régime carné exclusif conduit au coma. Les sudations sont défendues. Les boissons ou les mets sucrés sont naturellement interdits.

On permet toutes les viandes de boucherie, le gibier, la volaille, la charcuterie, les poissons, les œufs. Le beurre et les fromages sont excellents.

La pomme de terre favorise le développement de la maladie et son usage doit être restreint. Les farineux (pâtes alimentaires, lentilles, fèves, le riz) sont défendus.

Le lait peut être permis en petite quantité.

Donner intérieurement la potion suivante :

```
1 verre eau d'Evian
3 à 10 granules  L¹
3 à 10      »     L²
3 à 10      »     N.
3 à 10      »     Diab.
3 à 10      »     F²
3 à 10      »     O¹
1 seul      »     A¹
1 à 3 gouttes extrait fébrifuge.
```

Pour les cas peu graves, se contenter de frictions sur le foie avec pommade à l'extrait fébrifuge, matin et soir. Dans les cas sérieux, mettre la compresse suivante, la nuit, sur le foie, l'estomac, et l'intestin.

1 litre eau
60 à 90 granules A²
60 à 90   »   F²
60 à 90   »   L²
60 à 90   »   O²
60 à 90   »   O⁵
60 à 90   »   N.
1 à 2 cuillerées à café extrait fébrifuge.

Diphtérie. — C'est une maladie contagieuse et spécifique dont l'élément propagateur est le bacille de Klebs-Löffler. C'est par la gorge que la contagion se produit le plus souvent et sa manifestation la plus habituelle est une angine presque toujours pseudo-membraneuse. Elle n'épargne aucun âge, mais se répand surtout au milieu de la jeunesse et frappe l'enfant de 3 à 6 ans. Mais il lui faut toujours une porte d'entrée, une *lésion locale*, soit traumatique (ablation des amygdales), soit *pathologique* (légère angine, rhinite, fissure des lèvres, etc.).

Toutes les causes d'épuisement favorisent son éclosion; de même le froid et l'humidité.

La diphtérie ne se transmet pas par l'air, mais le bacille est transporté par un instrument, un jouet, les vêtements, les mains des personnes de l'entourage. Cette contagion reste possible après des mois, même des années.

Les animaux peuvent être contaminés et nous contaminer ensuite; cependant, la *diphtérie aviaire* est due à un microbe spécial et ne se communique pas à l'homme.

La lésion la plus commune de la diphtérie est la *fausse membrane* que l'on peut retrouver sur toutes les muqueuses, surtout celles de la gorge, du larynx de la bouche, des lèvres, des bronches. Elle est blanche ou grisâtre et variable dans son étendue et son épaisseur; elle est peu fixée à la muqueuse, ne se dissout pas dans l'eau, contient de nombreux bacilles dans sa partie superficielle.

L'angine pseudo-membraneuse s'accompagne toujours d'*adénopathie* (glandes) *sous-maxillaire*, qui peut même prendre des proportions énormes et déformer le cou. La difficulté de déglutition est très modérée; la voix est nasonnée. Les malades sont abattus, privés d'appétit, le visage pâle et le teint plombé.

La fièvre varie dans sa marche : souvent peu élevée, elle peut en imposer par sa forme et faire croire à un état bénin, alors que le mal progresse sûrement et mortellement.

S'il survient une complication causée par une infection secondaire, la température s'élève à nouveau, quelle qu'ait été sa marche antérieure.

Le pouls suit la température; rapide avec une température élevée. La pression artérielle est toujours abaissée; si l'issue doit être fatale, le pouls devient de plus en plus rapide et de plus en plus faible. Les urines sont peu abondantes. L'albuminurie est presque constante dès le troisième ou quatrième jour.

Dès le premier moment, il faut badigeonner la gorge, toutes les deux heures, avec de l'extrait organique pur; brûler les membranes et le tampon à chaque opération.

Couvrir la gorge avec la compresse suivante et la renouveler toutes les deux heures :

2/3 litre eau
1/3 alcool à 90°
100 granules A²
100 » L³
100 » L⁵
100 » N.
100 » O⁵
2 cuillerées à café extrait angioitique.

Donner tous les quarts d'heure une cuillerée à café de la préparation suivante :

1 verre eau
10 granules L¹
10 » O¹
10 » O³
10 » Dipht.
10 « N.
10 » F¹
10 » F²
1 » A¹
3 gouttes extrait organique.

Soutenir les forces du malade à l'aide de grogs, lait, bouillon léger dégraissé (*poulet, lapin*).

Dyspepsie. — Mot bien générique, puisqu'il est formé de deux termes grecs δυς péniblement πεπσειν digérer ; il pourrait convenir à tous les troubles fonctionnels pouvant modifier la fonction digestive. Après de longues discussions, il semble qu'on se soit entendu pour désigner sous ce nom *une difficulté habituelle* de la digestion. Or, la digestion étant une fonction des plus complexes, à étapes successives, *gastrique* (stomacale), *intestinale* (duodéno-jéjuno-iléon), *côlique* (gros intestin), il faudrait pouvoir distinguer une *dyspepsie gastrique*, une *dyspepsie intestinale* et une *dyspepsie côlique*.

Ces deux derniers troubles, comportant des éléments particuliers et d'une grande importance, sont étudiés séparément sous le nom d'*entérite muco-membraneuse.*

Dans cet article, nous n'envisagerons donc que la *dyspepsie gastrique.* La fonction digestive de l'estomac peut être troublée par une altération organique l'ulcère, le cancer, etc., etc.; mais nous n'entendons parler ici que d'un trouble qui ne relève d'aucune altération de l'organe, c'est-à-dire de la dyspepsie gastrique purement nerveuse.

La digestion est, en effet, la résultante d'un acte réflexe mis en jeu.

1º Par la présence des aliments agissant sur les expansions nerveuses de la muqueuse stomacale;

2º Par l'intervention du noyau sensitif bulbaire du pneumogastrique recevant l'excitation sensitive venue de la muqueuse;

3º Par la transformation de cette dernière excitation en une excitation de mouvement et de sécrétion.

D'où importance capitale des relations bulbaire et pneumogastrique et du rôle considérable des susceptibilités nerveuses individuelles (névropathes, névro-arthritiques); nous dirons donc que chaque malade est dyspeptique à sa façon. Ceci démontre également combien les ennuis moraux, les chagrins, les luttes de la vie, les émotions de toute nature ont une stupéfiante répercussion sur la fonction digestive. Ainsi conçoit-on facilement l'énorme difficulté pour le médecin de soigner un trouble qui n'est pas toujours uniquement d'ordre physique.

L'hérédité nerveuse vient donc jouer là un rôle important; la nature de la femme, qui est plus soumise aux épreuves que l'homme, plus émotive également et plus exquise dans toute sa sensibilité morale, rend celle-ci plus sujette à la dyspepsie gastrique inorganique.

Parmi les causes alimentaires, la mastication insuffisante, l'irrégularité des repas, les excès, la mauvaise qualité des aliments, l'alcool, les médicaments sont d'une grande influence.

Parmi les causes réflexes, signalons la répercussion de diverses maladies sur la fonction digestive·

Poumons, reins, organes génitaux, foie, intestins, appendice, maladies infectieuses, typhoïde, grippe, etc., peuvent devenir le point de départ de dyspepsies réflexes.

Si nous considérons les diverses manifestations dyspeptiques, nous pouvons dire qu'elles sont indéfinies et variées comme les sujets : l'un sent d'une façon, l'autre d'une autre. Cependant, nous pouvons réunir ces différentes manifestations sous deux grandes classes, suivant qu'il y a excitabilité exagérée ou, au contraire, asthénie, affaissement de l'excitation gastrique.

Dans le premier cas, nous avons vu les troubles que cause la présence exagérée d'acide chlorhydrique dans l'estomac. Dans certains cas, il y a simplement excès d'acidité, sans augmentation de sécrétion de l'estomac; dans d'autres, le suc gastrique est beaucoup plus abondant qu'il ne devrait l'être; dans une troisième manifestation, la sécrétion gastrique se continue indéfiniment, même à jeun.

La migraine s'accompagne souvent d'hyperchlorhydrie.

Le malade souffre d'une soif ardente, la langue est rose, humide, parfois légèrement saburrale sur le milieu de la face dorsale, mais elle n'est jamais épaisse et chargée comme dans le catarrhe chronique et surtout dans le cancer. Une douleur plus ou moins vive se fait sentir deux, trois ou quatre heures après les repas. Certains malades ont trois accès en vingt-quatre heures : un léger dans la matinée, le plus violent l'après-midi et l'autre au milieu de la nuit. La douleur siège au niveau du creux de l'estomac, pour gagner ensuite le dos, entre les omoplates, en arrière du sternum. Cette douleur varie, elle peut être lancinante, constrictive, angoissante; un peu de liquide ou d'aliment la calme généralement, surtout le lait, la viande, le blanc d'œuf, en fixant l'excès d'acide; les alcalins, eau de chaux, craie, bicarbonate de soude en neutralisant l'acide. La crise est souvent accompagnée de régurgitations acides et d'un vomissement, soit spontané, soit provoqué par le malade.

Le plus souvent, il se produit un spasme du pylore, cause de la douleur tardive et aussi de la lenteur de l'évacuation stomacale.

La constipation est rebelle et de règle; la neurasthénie est plutôt rare.

Dans la dyspepsie à *hypersécrétion continue*, la muqueuse gastrique continue à sécréter du suc gastrique, même après la digestion. Cette forme est une aggravation de la dyspepsie simple, mais elle dépend des mêmes causes. Ici la soif est constante; les

douleurs sont permanentes, l'acidité est parfois
telle que le malade se plaindra d'une vive brûlure
sur la langue et les gencives en seront irritées. La
quantité de substance vomie dépasse de beaucoup
celle des aliments absorbés. Les malades maigrissent
rapidement de 20 à 30 livres en quelques mois;
l'anémie gagne et les forces diminuent, insomnie,
état nerveux très accentué et impressionnabilité
anormale.

Si l'on peut traiter ces troubles dyspeptiques à
temps, on les verra disparaître rapidement en pla-
çant, la nuit, sur le foie et l'estomac, une compresse
de la solution suivante :

> 1 litre eau
> 70 granules A^2
> 70　　》　　L^5
> 70　　》　　F^2
> 70　　》　　N.
> 1 cuillerée à café extrait lymphatique.

Notamment si, pendant l'usage de ces compresses, on prend matin, midi et soir III gouttes
d'extrait lymphatique sur un peu de sucre.

Mais si l'estomac a déjà depuis longtemps refusé
ses services, surtout s'il y a état chronique, il faudra
prendre :

POTION

> 1 verre eau
> 3 granules L^1
> 3　　》　　O^1
> 3　　》　　F^2
> 3　　》　　N.
> 1　　》　　A^1
> 1 goutte extrait lymphatique.

par cuillerée à bouche, d'heure en heure.

Toutes les nuits, il faudra mettre la compresse suivante :

1 litre eau
80 granules $A^3 + F^2 + L^5 + N$.
2 cuillerées à café extrait lymphatique.

Dans les cas de grande fermentation, avec gonflement accentué de l'estomac, on se trouvera bien de prendre, environ un quart d'heure après les repas de midi et du soir, un de mes cachets, que l'on pourra se procurer, à la *Pharmacie Rationnelle*, 20, Faubourg Poissonnière, Paris, tout en prenant la potion indiquée plus haut et en usant des compresses.

Eviter la constipation en prenant 1 cuillerée à café de Laxatif Gobey, pendant les repas de midi et du soir, ou 1 à 3 grains de *Laxatif Végétal*, dans le courant de la journée ou 1 à 2 pilules savonneuses laxatives ou un grain de Vals, ou encore 1 cuillerée à café de Poudre laxative de Vichy.

Eviter le bouillon gras, les sauces grasses, le lard chaud, le beurre noir, en un mot toutes les graisses chaudes, les choux, l'oignon, les épinards, les poires et les pommes crues, le lait cru, prendre, plutôt rarement, des œufs crus.

Les crèmes sont permises.

Eczéma. — Mot formé du grec Ἐκ-ζειν bouillonner, nous indique bien le caractère de l'inflammation éruptive qui caractérise cette maladie. La *vésiculation* n'est pas toujours facile à saisir dans ce trouble de la peau, elle est fugace et souvent avortée.

Cette **vésiculation** est reconnue amicrobienne, par

nos contemporains du moins, et naît au sommet des papilles dermiques.

Ouverte, cette vésicule peut s'infecter et se trouver ainsi modifiée dans son aspect.

Sa cause essentielle est : 1° *interne* et se retrouve soit dans une prédisposition d'origine héréditaire ou acquise, soit dans une auto-intoxication ou une intoxication alimentaire, ou bien encore dans un trouble essentiel du système nerveux.

2° *Externe*, bien que toujours accompagnée d'une prédisposition ; elle peut consister en un trouble purement local ou en une faiblesse particulière de la peau.

Cette maladie est fréquente aussi bien chez l'homme que chez la femme et elle ne respecte aucun âge. Elle est surtout fréquente les deux premières années de la vie, et le plus souvent il faut rechercher la cause primordiale dans l'alimentation de l'enfant (suralimentation, lait défectueux); la dentition n'est pas sans manifester son action.

Nous ne parlerons pas de l'eczéma aigu, qui doit être soigné par le médecin et dont le traitement varie trop selon la nature des malades.

Les foyers peuvent occuper tous les points du corps, mais les reliquats des poussées aiguës constituant l'état chronique, dont nous voulons nous occuper, affectent surtout les régions à peau fine, les plis des membres, le pourtour des orifices. Une forte démangeaison accompagne toujours l'eczéma et en constitue un des principaux caractères. La rougeur peut simuler l'érysipèle, mais s'en distingue par les vésicules, le suintement, les croûtes et les squames qui l'accompagnent.

C'est une affection superficielle, résolutive ; si elle persiste et s'étend, c'est par suite de crises paroxystiques. L'eczéma ne fait pas de cicatrices.

Donner intérieurement la potion suivante, qui devra être continuée pendant de nombreux mois, afin de combattre la cause essentielle :

```
1 verre eau
1 granule L¹
1    »    Art.
1    »    O¹
1    »    O²
1    »    O⁶
1    »    N.
1    »    F²
1 goutte extrait fébrifuge.
```

Matin et soir friction douce sur les plaques avec pommade à l'extrait organique.

Continuer la pommade, malgré la recrudescence qu'elle occasionne au début du traitement.

Bien veiller aux fonctions régulières de l'intestin.

Engelures. — Friction avec pommade à l'extrait angioïtique matin, midi et soir.

Enrouement. — Cède rapidement au gargarisme et à la compresse suivante :

Gargarisme.

```
 1 verre eau
20 granules O²
20    »    L²
20    »    L⁵
20    »    N.
 1 cuillerée à café extrait angiotique.
```

Compresse de gorge pour la nuit.

```
1/2 litre eau
1/2 litre alcool à 90°
  60 granules A²
  60    »    L³
  60    »    Lᶜ
  60    »    N.
   1 cuillerée à café extrait angioitique.
```

Si l'enrouement s'accompagne de toux, rhume, bronchite, il conviendra de traiter ces états.

Epistaxis ou *Hémorragie de la muqueuse nasale.* Au point d'union de la cloison cartilagineuse rigide et de la sous-cloison membraneuse plus souple se trouve une artère superficielle que le plus léger traumatisme peut atteindre et déchirer, qui souvent même cède à de simples poussées congestives : là est le siège primordial de ces hémorragies nasales.

D'autres points peuvent également donner du sang mais en moins grande abondance et plus rarement.

La pituitaire très richement vascularisée, donne également souvent lieu à des hémorragies nasales.

Certaines fièvres graves s'accompagnent d'hémorragie nasale au début. Il va sans dire que ces hémorragies, dépendent de l'état général, sont traitées avec ce dernier.

L'anémie chez l'enfant est une cause fréquente d'hémorragies nasales. Là, encore, c'est à l'état général qu'il faut s'adresser.

Il y a quelquefois plaie, érosion, tumeur, comme cause hémorragique; il va de soi que ces troubles doivent être traités, si l'on veut triompher des hémorragies.

S'il s'agit d'hémorragie accidentelle, on arrêtera vite le sang en tamponnant avec extrait angioitique.

Si les pertes de sang se répètent, il sera bon de consulter le médecin pour connaître la cause de ces hémorragies.

S'il s'agit d'une nature affaiblie, enfant anémié pendant sa croissance, il faudra donner la potion suivante :

```
1 verre eau
1 granule L¹
1    »    L⁴
1    »    N.
1    »    O⁷
1    »    A³
```

en 10 fois par jour, et pendant quelques mois.

La *Gadusine* alternée avec la Solution Gobey sera d'un très bon effet.

Erysipèle. — Le streptocoque (*cocci* disposés en chapelets) en est l'élément infectieux. Ce microbe est un des premiers infectants dans le plus grand nombre des suppurations ou abcès.

Dans l'érysipèle, le microbe se multiplie dans la partie profonde du derme, à l'origine des lymphatiques. Il peut franchir cette limite et causer la lymphangite réticulaire ; il passe également dans le sang par la voie des veines dans les complications graves.

La plus petite plaie, une érosion de la peau, si minime soit-elle, peut servir de porte d'entrée au streptocoque. La contagion peut s'étendre dans un milieu de malades et être porté d'un lit à un autre.

L'érysipèle devient donc une source de complications très sérieuses dans le traitement des plaies mal soignées.

La face est une de ses régions de prédilection. Il semble se déclarer spontanément, mais le microbe pénètre par des voies détournées, bouche, pharynx, etc., ou bien la partie faible de la peau qui a livré passage au microbe n'a pas été remarquée.

Les adultes sont plus sensibles à la maladie que les enfants et les vieillards et la femme plus que l'homme.

Une première crise n'immunise pas et crée souvent, au contraire, une prédisposition aux rechutes.

La période d'incubation n'est pas toujours de même durée et varie même beaucoup. Un frisson intense, une température de 39° à 40° accompagnée de violentes douleurs de tête, d'une courbature générale, sont le point de départ de la maladie.

Bientôt, sur un point de la figure, apparaît une tache rougeâtre, luisante, chaude, qui grandit, formant la plaque érysipélateuse; elle est séparée des tissus voisins par une sorte de *bourrelet* saillant.

Ensuite, l'épiderme se soulève et il se forme une petite poche (phlyctène) contenant un liquide louche qui peut renfermer le microbe, en même temps que les leucocytes.

La face peut être attaquée sur une plus ou moins grande étendue et être plus ou moins enflée.

Une sensation de cuisson est généralement ressentie par le malade, mais la douleur est plutôt supportable; cependant, si le cuir chevelu est attaqué, les douleurs deviennent violentes.

Dans les cas graves, la température reste élevée et la diarrhée fait son apparition.

Une des complications les plus habituelles est la congestion des reins, qu'il convient de surveiller de très près : l'hématurie est fréquente et ces néphrites sont souvent graves.

Malgré la gravité des phénomènes, il est rare qu'un malade adulte succombe, s'il n'a pas des antécédents qui le prédisposent aux complications.

Donner toutes les demi-heures une cuillerée à café de la préparation suivante :

$$150 \text{ cm}^3 \text{ d'eau}$$
$$10 \text{ granules L}^1$$
$$10 \quad \text{»} \quad O^1$$
$$10 \quad \text{»} \quad F^1$$
$$10 \quad \text{»} \quad F^2$$
$$10 \quad \text{»} \quad N.$$
$$10 \quad \text{»} \quad \text{Art.}$$
$$1 \quad \text{»} \quad L^2$$
$$1 \quad \text{»} \quad L^6$$
$$1 \quad \text{»} \quad O^2$$
$$1 \quad \text{»} \quad O^6$$
$$\text{»} \quad A^1$$
2 gouttes extrait organique.

Toutes les quatre heures, couvrir la plaque érysipélateuse de la compresse *froide* suivante :

$$1 \text{ litre eau}$$
$$100 \text{ granules A}^2$$
$$100 \quad \text{»} \quad L^2$$
$$100 \quad \text{»} \quad \text{Art}$$
$$100 \quad \text{»} \quad O^2$$
$$100 \quad \text{»} \quad O^5$$
$$100 \quad \text{»} \quad N.$$
2 cuillerées à café extrait organique.

Faire chaque jour une piqûre avec notre injection sous-cutanée n° 1.

Donner des boissons rafraîchissantes. Soutenir les forces avec du lait, du bouillon de légumes, de la *Gadusine*.

Evanouissement. — La perte de connaissance ou évanouissement est un symptôme qui peut reconnaître bien des causes différentes dont nous donnerons les plus ordiainres.

D'abord la perte de connaissance peut être causée par un simple trouble nerveux, une émotion vive, une frayeur chez une personne sensible. On étendra alors le malade, la tête un peu basse : on fera des onctions avec de l'extrait lymphatique pur sur le creux de l'estomac, la région du cœur. Si le malade peut avaler, on lui fera prendre par gorgées toutes les deux minutes la valeur d'un demi verre d'eau contenant 15 granules L^1 et 15 granules N.

Tel est le type de l'évanouissement pâle si l'on peut dire, dans lequel le visage du malade, est décoloré. Cet ensemble de symptôme s'il se produit chez un malade atteint d'une maladie de cœur ou des reins prendra une gravité d'autant plus marquée. Les mêmes soins devront être donnés tout d'abord, mais le médecin devra être appelé au plus tôt pour donner les soins appropriés.

Dans ces cas toujours sérieux, ainsi que dans le diabète, l'urémie, l'évanouissement représente la première période du coma, état extrêmement grave, dans lequel le malade perd toute notion de ce qui l'entoure et que seul le médecin peut traiter. Nous venons de donner une courte description de l'évanouissement dans lequel le malade est pâle. Il en est d'autre où le malade est rouge : il s'agit alors d'une congestion causée soit par une hémorragie cérébrale dont nous avons parlé à l'article apoplexie, soit d'un afflux exagéré de sang au cerveau dont nous avons dit un mot à l'article congestion.

La congestion du cerveau, cause d'évanouissement peut encore être causée par ce qu'on a appelé le coup de chaleur, lequel est amené le plus ordinairement par une élévation anormale de la température, soit au soleil (il s'agit alors d'une insolation) soit dans un espace clos où la chaleur est très élevée. Dans ces cas on étendra également le patient en le débarrassant des vêtements qui peuvent entraver la circulation, mais au lieu de lui maintenir la tête plutôt basse comme dans l'évanouissement pâle, on lui placera au moins un oreiller sous la tête.

Les médicaments à donner dans ces cas ont été indiqués aux articles *Apoplexie* et *Congestion*

Fièvre. — La fièvre n'est pas une maladie, mais un symptôme. La fièvre accompagne presque tous les troubles profonds et sérieux de l'organisme, mais on peut dire que son premier élément de production est le microbe.

Dès qu'un état fébrile se déclare, et quel qu'en soit le germe, s'efforcer de l'arrêter par le traitement suivant :

Intérieurement :

```
1 verre eau
3 à 10 granules L¹
3 à 10      »    O¹
3 à 10      »    F¹
3 à 10      »    F²
3 à 10      »    N.
1 seul      »    A¹
3 gouttes extrait fébrifuge.
```

Couvrir tout l'abdomen d'une vaste compresse imbibée de la préparation suivante :

```
1 litre eau
60 à 120 granules A²
60 à 120      »    F²
60 à 120      »    N.
60 à 120      »    L⁵
60 à 120      »    O⁵
  1 à 2 cuillerées à café extrait fébrifuge.
```

Si, après vingt-quatre heures de ce traitement, la fièvre n'a pas cédé, appeler le médecin; c'est, en effet, l'indice sérieux qu'il s'agit d'un état grave et profondément établi, qui devra être suivi attentivement.

Foulure. — Extension violente et subite des ligaments d'une articulation.

L'exemple le plus courant de la foulure d'une articulation est donné par la simple entorse du cou-de-pied contractée à la suite d'un faux pas, lorsqu'on a la sensation de se tordre le pied.

Dans tous les cas il est recommandé de mettre au repos la région atteinte. On couvrira cette région au moyen de la compresse froide suivante qu'il convient de renouveler souvent.

Eau 1 litre
120 granules A²
120 » L²
120 » L³
120 » L⁵
120 » N.
3 cuillerées à café d'extrait angioitique.

Furoncle. — Appelés vulgairement CLOU, le furoncle est causé par l'inflammation limitée d'une petite région de la peau dont le point de départ est la racine d'un poil et la glande sébacée qui lui est annexée. Cette inflammation causée par un microbe appelé *staphylocoque*, produit le gonflement des parties atteintes qui se trouvent souvent comprimées par les tissus environnants, d'où la violente douleur d'un furoncle en évolution. Cette douleur ne prend fin que par l'expulsion de la petite masse mortifiée qui prend le nom de *bourbillon*. Cette expulsion finit par s'opérer d'elle-même après un temps plus ou moins long; bien souvent, une incision facilite cette expulsion.

On voit que le furoncle est très différent d'un abcès puisque la substance à expulser n'est pas du pus, humeur jaune liquide, mais une petite masse demi-solide.

Néanmoins le traitement de ces deux affections est comparable et nous pouvons renvoyer pour le traitement du furoncle à ce que nous avons dit au traitement des abcès en général. On s'efforcera de même dès les premiers symptômes annonçant le furoncle, de le faire avorter au moyen de compresses décongestives; si la douleur et le gonflement augmentent, on favorisera la maturité du furoncle comme celle de l'abcès; et l'on activera la guérison par l'application de petits tampons imbibés d'extrait lymphatique pur comme nous l'avons indiqué pour l'abcès.

L'état général est bien souvent responsable de l'éclosion des furoncles. En premier lieu il faut citer le diabète qui favorise l'apparition de furoncles à répétition. Viennent ensuite les troubles digestifs et le mauvais fonctionnement de l'intestin, coupable de tant de malaises divers.

Nous devons dire un mot des furoncles du conduit auditif qui ne sont pas rares et se caractérisent par des douleurs très violentes : en effet la peau de ce conduit n'étant pas extensible, le furoncle est comprimé et entravé dans son développement faute d'espace. Cette petite lésion provient souvent de l'irritation locale causée par le grattement du conduit à l'aide du cure oreille en os.

Le furoncle du conduit auditif doit être reconnu par le médecin car on ne peut distinguer au premier abord entre la vive douleur et la douleur non moins violente causée par un abcès plus profond situé derrière la membrane du tympan.

Le traitement du furoncle du conduit auditif repose sur les mêmes principes que celui des autres régions, mais l'application des compresses sera remplacée par des bains d'oreille pratiqués avec une solution à partie égale de glycérine et d'extrait angioitique.

Cette solution sera remplacée par un mélange en parties égales de glycérine et d'extrait lymphatique pour hâter la maturité du furoncle.

Mais les soins nécessités par cette petite affection devront être donnés par un spécialiste.

Goutte. — Trouble consécutif au passage d'une certaine quantité d'acide urique dans le sang, soit que ce passage dans le sang résulte d'une *élimination retardée* à la suite d'un vice d'excrétion urinaire dû à une lésion ou à une insuffisance du rein, soit que l'*acide urique, trop lentement détruit* par suite d'un trouble de nutrition, finisse par se multiplier dans l'organisme, soit que, par une augmentation exagérée des échanges moléculaires, il y ait *surproduction d'acide urique*, enfin, soit que, par suite d'absence de l'acide nucléique et de l'acide thymique chez le goutteux, l'acide urique est devenu insoluble, et, par conséquent, difficilement éliminable.

Une prédisposition générale plus ou moins héréditaire, une vie physique sédentaire, une alimentation trop riche en tanin, en albumine, surtout en nucléo-protéides (foie, rein, cervelle, ris de veau, etc.), semblent être les principaux éléments étiologiques de la goutte.

Il y a la forme aiguë et la forme chronique. La première est annoncée par des signes avant-coureurs (tendance aux migraines, eczéma, impétigo, épistaxis, hémorroïdes, calvitie précoce, conjonctivites à répétition). Une cause de peu d'importance (repas exagéré, refroidissement, fatigue, traumatisme, compression par chaussure) fait éclater l'état aigu. — Brusquement, de minuit à deux heures du matin, une violente douleur réveille le malade : ce sont des élancements, des lancinements, des broyement, que le simple toucher exaspère horriblement; il ne peut même pas supporter la couverture et ne veut pas qu'on le touche pour le soigner.

L'arthrite se déclare alors avec chaleur, rougeur, gonflement de l'articulation.

Cinq à six heures après, une accalmie se produit et les douleurs aiguës reparaissent dans la journée ou la nuit suivante; cet état peut durer cinq à six jours et se termine par des démangeaisons intenses et une desquamation caractéristique.

Pendant la crise, la température varie entre 35° et 39° et peut même monter à 40°.

La goutte chronique s'attaque, de préférence, aux personnes âgées; elle est le plus souvent la suite d'une série de crises aiguës. Les pieds, les mains et les genoux se déforment alors et les *tophus* (concrétions d'urate de soude, de phosphate et urate de chaux) se développent dans le tissu cellulaire souscutané.

Pour combattre la disposition goutteuse et prévenir les crises, il faut se soigner avec persévérance et durant des années. La préparation suivante est excellente :

```
1 verre eau
1 granule L²
1    »    L⁶
1    »    O¹
1    »    O²
1    »    O⁶
1    »    G.
1 goutte extrait fébrifuge.
```

En même temps, massage sur les reins avec pommade à l'extrait fébrifuge.

Au moment des crises violentes, prendre la potion suivante :

```
  1 verre eau
 10 granules L²
 10    »     L⁶
 10    »     G.
 10    »     O¹
 10    »     O³
 10    »     O⁶
 10    »     F¹
 10    »     N.
 10    »     A¹
  3 gouttes extrait fébrifuge.
```

par cuillerée à café, de demi-heure en demi-heure.

Sur les points douloureux, il faut mettre, toutes les deux heures, une compresse avec la préparation suivante :

```
  1 litre eau
100 granules G.
100    »     L²
100    »     N.
100    »     O³
100    »     L⁵
  2 cuillerées à café extrait angioïtique.
```

Cette compresse placée froide est plus active que chaude (Dans tous les cas, ne pas mettre le médicament sur le feu, mais chauffer au bain-marie).

Hémorragie. — En principe, l'extrait angioïtique est le remède par excellence des hémorragies.

Il s'emploie intérieurement depuis une à trois gouttes par verre d'eau et extérieurement pur ou à dose variant d'une à trois cuillerées à café par litre d'eau.

Les *hémorragies nasales* cèdent rapidement au tampon d'extrait angioitique.

Les crachements de sang sont puissamment combattus par la préparation suivante que l'on fait prendre de deux en deux minutes :

1 verre eau
1 granule A¹
1 goutte extrait angioitique.

Le sang provenant d'une coupure, d'une piqûre, d'une chute, cède au tampon d'extrait angioitique.

Hémorroïdes. — Prendre la potion suivante :

1 verre eau
1 granule L¹
1   »   L²
1   »   L⁵
1   »   N.
1   »   A²
1 goutte extrait angioitique.

Se prend d'heure en heure, chaque jour.

Au moment des grandes douleurs et le soir en se couchant, introduire une bougie à l'extrait angioitique dans le rectum. Eviter la constipation, la diarrhée, les nourritures trop excitantes.

Indigestion. — Toute digestion pénible et ralentie reprend et se termine en prenant :

Intérieurement :

>   Infusion thé, camomille, tilleul.
>   **10** granules L^1
>   10   »   N.

par cuillerée à café, de minute en minute.

Extérieurement :

>   2/3 litre eau
>   1/3 litre alcool à 90°
>   70 granules A^2
>   70   »   L^5
>   70   »   F^2
>   70   »   N.
>   1 cuillerée à café extrait lymphatique.

Influenza ou *Grippe.* — Nous trouvons sous ces noms une longue série de troubles complexes bien difficiles à déterminer, même pour un parfait clinicien. On a bien souvent baptisé du nom de grippe, des troubles pour lesquels une autre appellation était impossible, faute de diagnostic.

La grippe est une maladie *toxi-infectieuse* générale très contagieuse. Elle peut ne se manifester que par une sorte de fièvre essentielle à symptômes généraux avec impossibilité de trouver une localisation appréciable. Tous les aspects, toutes les formes lui sont bonnes. Cependant, un seul élément la caractérise au milieu des formes qu'elle emprunte : c'est une *intoxication immédiate plus ou moins profonde*, mais durable, du système nerveux. Le poison de la grippe agit tout particulièrement sur le système nerveux; elle cause, dès le début, une courbature très accentuée, une fatigue insurmontable, une dépression physique, morale et intellectuelle, une impuissance totale hors de proportion avec le caractère de la maladie.

La température varie entre 38º5 et 41º.

La langue revêt surtout un caractère particulier, que Faisans décrit ainsi : « Ce qui fait la caractéristique de la langue grippale, c'est sa coloration, elle est d'une teinte d'un blanc-bleuté, assez analogue à celle de la porcelaine; elle est couleur opale. Cette coloration opaline est tantôt uniforme ou tantôt tachetée; dans le premier cas, l'organe est comme recouvert, sur toute sa surface, d'un très mince émail blanc-bleuté transparent qui a partout la même apparence; dans le second cas, la partie médiane de la langue, et sa base sont uniformément opales, mais ses parties latérales et son extrémité sont couvertes de très petites taches arrondies, lesquelles présentent la même coloration opaline, mais plus claire, ou d'une couleur rouge vif. »

Cette coloration dure autant que la grippe et n'est pas dépendante d'un état stomacal; les purges ne la font pas disparaître, bien qu'elles éliminent l'enduit saburral qui peut l'accompagner.

Il ne faut pas perdre de vue que la grippe est excessivement sujette aux complications multiples d'origine microbienne, car elle dispose l'organisme à l'invasion. De plus, c'est une maladie à rechutes, souvent même fréquentes, de toutes saisons, annuelles, surtout durant la période des froids, des brouillards.

Donner :

```
        150 cm³ eau
         10 granules  L¹
         10    »      F¹
         10    »      F²
         10    »      Art.
         10    »      N.
          1    »      A¹
          1 goutte extrait organique.
```

Couvrir tout le ventre d'une compresse, renouvelée toutes les quatre heures, avec

```
          1 litre eau
        100 granules  A²
        100    »       F¹
        100    »       O²
        100    »       L²
        100    »       N.
          2 cuillerées à café extrait fébrifuge.
```

Insomnie. — L'insomnie n'est pas une maladie dans la véritable acception du mot, mais elle est la résultante de troubles fonctionnels multiples.

Presque tous les états aigus, dans les nombreuses maladies infectieuses ou nerveuses, amènent l'insomnie : la complication, douleurs dans certaines autres maladies, amènent la perte du sommeil; chez le vieillard ou chez d'autres personnes naturellement dépourvues de sommeil, il s'agit souvent d'une disposition personnelle acquise et difficile à corriger.

Ce n'est donc pas de ces sortes d'insomnies que nous traiterons dans cet article, car en soignant la cause on fera disparaître le mauvais effet, c'est-à-dire la perte du sommeil.

Nous voulons donc parler ici de ce manque de sommeil accidentel basé sur un état nerveux, le plus souvent d'origine morale, chagrins, ennuis, grandes préoccupations, idées fixes et obsédantes, etc.; de ces insomnies nerveuses proprement dites, qui n'ont chez nous aucune cause toxique, périphérique ou maladive.

Dans ces conditions, le calme renaîtra facilement en prenant dans la soirée un grand bain d'une demi-heure, à 35 degrés, avec une décoction de tilleul et une cuillerée à bouche d'extrait composé. On fait bouillir 250 grammes de fleurs de tilleul, durant dix minutes, dans 2 ou 3 litres d'eau et l'on ajoute cette préparation à l'eau du bain, ainsi que l'extrait.

De plus, en se couchant, on prendra une petite tasse d'infusion de 3 feuilles d'oranger, dans laquelle on ajoutera :

$$10 \text{ granules L}$$
$$10 \quad \text{»} \quad \text{N.}$$
$$10 \quad \text{»} \quad \text{F}^2$$

Cette préparation se prend étant couché, en dix minutes et par petites gorgées.

Si la tête est en jeu et fait souffrir, il conviendra d'user de la compresse suivante :

$$1 \text{ verre eau}$$
$$30 \text{ granules L}^2$$
$$30 \quad \text{»} \quad \text{N.}$$
$$30 \quad \text{»} \quad \text{L}^5$$
$$1 \text{ cuillerée à café extrait composé.}$$

Dans les états très violents et difficiles à vaincre, une grande compresse abdominale *tiède* donnera le calme recherché :

> 1 litre eau
> 100 granules F²
> 100   »   N.
> 100   »   L³
> 2 cuillerées à café extrait composé.

Lithiase biliaire (Calculs hépatiques).
1° Potion

> Eau 150 c.c.
> 3 granules L¹
> 3   »   O¹
> 3   »   F²
> 3   »   N.
> 1   »   L²
> 1   »   O²
> 1   »   L⁴
> 1   »   O⁶
> 1   »   A¹
> A prendre par cuillerées, d'heure en heure.

2° Appliquer sur la région gastro-hépatique une compresse imbibée de la solution suivante (au moins une heure chaque soir).

> Eau 1 litre
> 100 granules A²
> 100   »   N.
> 100   »   L³
> 100   »   L⁵
> 2 cuillerées à café extrait fébrifuge

En cas de coliques hépatiques, réduire le nombre de granules à un de chaque pour ménager la réaction. Employer la compresse *chaude* car la sensation du froid pourrait augmenter le spasme des voies biliaires.

Lumbago. — Douleur violente, subite, dans la région des lombes, et qui se reproduit quand on veut se redresser après avoir été courbé un moment, ou en faisant des efforts pour soulever un poids lourd.

Le mieux est de frictionner d'abord la région lombaire avec de l'alcool pur à 90° et deux cuillerées à café d'extrait lymphatique pour un demi-litre d'alcool. Puis la nuit, garder une compresse avec la préparation suivante :

```
1/2 litre eau
1/2 litre alcool à 90°
 70 granules A²
 70     »     L²
 70     »     L⁵
 70     »     N.
 70     »     G.
 2 cuilleréees à café extrait lymphatique.
```

Quand l'état aigu a cessé, continuer assez longtemps une sorte de massage doux avec pommade à l'extrait lymphatique. Des bains à l'eau de noyer (500 grammes de feuilles bouillies, un quart d'eau) et un flacon entier d'extrait lymphatique tonifieraient les muscles et empêcheraient les récidives.

Mal de mer. — Le premier des soins est de maintenir l'estomac aussi immobile que possible et de le comprimer à l'aide d'une bonne ceinture. Puis, en s'embarquant, prendre par cuillerée à café, de cinq en cinq minutes :

```
1 verre à Bordeaux d'eau
15     »     L¹
15     »     N.
```

On peut renouveler ce médicament deux fois dans la journée et le continuer tous les jours. La nuit mettre la compresse d'estomac indiquée au traitement de l'indigestion.

Méningite. — On entend par méningite la réaction des méninges ou membranes qui enveloppent les centres nerveux et les toxi-infections variées dont elles peuvent être frappées.

Les vraies méningites aiguës sont toujours d'origine microbienne. Il est d'une telle importance de traiter ces infections dès le premier moment, qu'on ne saurait trop faire connaître les moyens de pré-diagnostiquer cette terrible maladie.

Il y a toujours :

1º *Céphalée* intense gravative, surtout au front elle est continue et rien ne la calme.

2º *Vomissements* se produisant sans efforts, sans cause apparente; on rend parfois les aliments, d'autres fois uniquement de la bile;

3º Le pouls est ordinairement ralenti et irrégulier il se produit des arrêts passagers.

Pendant que le pouls est plutôt lent (50 à 70 pulsations), la température est, au contraire, de 39º et même 40º.

4º La nuque est contracturée, ainsi que les jambes; si l'on soulève la tête de l'enfant, tout son corps est soulevé en même temps; si l'on veut relever les jambes allongées de l'enfant au-dessus du plan du lit, la douleur arrête le mouvement, la contracture se produit et il se manifeste une flexion de la jambe sur la cuisse. Aussi le malade a-t-il dans son lit une position particulière que l'on nomme être couché en *chien de fusil;*

5° Le ventre est rétracté en forme de bateau;

6° *Il y a des troubles oculaires*, inégalité des pupilles, le malade louche (strabisme), il voit les objets en double, il y a une sorte de tremblement conjugué des yeux, la paupière supérieure est pendante et recouvre une partie du globe oculaire;

7° *Troubles psychiques*, délire, agitation, indifférence, somnolence.

8° *Constipation* que rien ne peut combattre;

9° Gémissements nocturnes; le malade pousse des cris ou se plaint à intervalles plus ou moins rapprochés.

De suite, chaque jour, une injection sous-cutanée n° 1 (procéder comme pour une piqûre de morphine).

En même temps, couvrir toute la tête, dont les cheveux auront été préalablement coupés, d'une compresse froide de la préparation suivante :

```
1/2 litre eau
80 granules A²
80      »      L²
80      »      L³
80      »      L⁵
80      »      N.
2 cuillerées à café extrait angioitique.
```

Ces compresses seront renouvelées toutes les deux heures et doivent aussi couvrir la nuque; il faudra en placer jour et nuit.

Toutes les quatre heures, compresse couvrant tout le ventre avec la préparation suivante :

1 litre eau
120 granules A²
120   »   L²
120   »   F²
120   »   O²
120   »   O⁵
120   »   N.
2 cuillerées à café extrait fébrifuge.

Tous les jours lavement à 33° avec :

1 litre eau bouillie
1 cuillerée à café extrait organique.

POTION

Donner toutes les heures une cuillerée à soupe de la préparation suivante :

1 verre eau
10 granules L¹
10   »   F¹
10   »   F²
10   »   O¹
10   »   Art.
10   »   N.
1   »   L³
1   »   L⁶
1   »   O²
1   »   O⁶
1 goutte extrait organique.

Menstruation, règles. — Elles sont retardées par suite d'anémie, de faiblesse générale; elles sont accompagnées de douleurs aux ovaires.

Prendre intérieurement :

1 verre eau ordinaire ou Evian.
1 granule L¹
1   »   L⁴
1   »   N.
1   »   O¹⁰
1   »   A³

Les *Pastilles de Kola-Coca*, trois fois par jour, ou le *Vin de Kola*, un petit verre avant les repas, remontent rapidement l'état général. La *Gadusine* trouvera ici son véritable emploi.

Les règles se sont arrêtées et l'on peut croire à une grossesse débutante.

Prendre pendant trois semaines :

> 1 verre eau
> 1 granule A^3

par cuillerée à soupe d'heure en heure.

Les règles ne reparaissent pas après les trois semaines, la grossesse est certaine.

Les règles sont trop abondantes, prolongées, trop fréquentes, prendre :

> 1 verre eau
> 1 granule L^1
> 1 » L^2
> 1 » L^5
> 1 » N.
> 1 » A^4

Dans les cas de véritable hémorragie, et surtout avec apparition de caillots, il faut appeler le médecin, et l'on peut en l'attendant prendre une injection à 45° avec la préparation suivante :

Faire bouillir un quart d'heure.

> 2 litres eau
> 20 feuilles noyer.
> 1 cuillerée à café de poudre de tanin.

puis avant de prendre l'injection, ajouter une cuillerée à café d'extrait angioitique. Il faudrait, si besoin, tamponner avec extrait angioitique pur.

En cas de grandes douleurs abdominales, couvrir le ventre de la compresse suivante :

```
1  litre eau
100 granules A²
100    »     L²
100    »     L⁵
100    »     F²
100    »     N.
   2 cuillerées à café  extrait angioitique.
```

Ces compresses s'appliquent froides, à la température de la chambre et sont renouvelées plusieurs fois.

Néphrite aiguë. — 1º Potion.

```
Eau 150 c.c.
1 à 3 granules L¹
1 à 3    »     O¹
1 à 3    »     O¹⁰
1 à 3    »     F¹
1 à 3    »     F²
1 à 2    »     N.
1 à 3    »     Art.
1 à 3    »     L⁵
      1 granule O⁶
      1    »    L²
      1    »    O²
      1    »    A¹
   1 goutte  d'extrait organique.
```

2º Appliquer sur la région lombaire une vaste compresse imbibée de la solution suivante et renouvelée toutes les trois heures.

```
Eau 1 litre
120 granules A²
120    »     N.
120    »     F²
120    »     L²
120    »     L⁵
120    »     O²
120    »     O⁶
   3 cuillerées à café d'extrait fébrifuge.
```

Néphrite chronique. — 1º Potion.

```
Eau 150 c.c.
1 à 10 granules  L¹
1 à 10     »     L²
1 à 10     »     L⁶
1 à 10     »     O³
1 à 10     »     O⁶
1 à 10     »     N.
    1      »     A¹
1 à 3 gouttes d'extrait angioitique.
```

2º Massage doux matin et soir de la région lombaire avec un peu de pommade fébrifuge (désintoxicant hépathique et rénal.

Névralgies. — Ne sont pas comprises dans ce groupe les douleurs provenant d'une maladie générale et qui ne peuvent disparaître qu'avec la cause : les douleurs provenant de crise rhumatismale ou goutteuse.

Il s'agit donc de douleurs passagères causées par des troubles momentanés et incidents (froid, mauvaise position, froissement, etc.).

Les frictions douces de pommade à l'extrait lymphatique sont parfaites. Les applications d'extrait lymphatique soit à l'aide du flacon, ce qui est le mieux, soit à l'aide de tampon. Dans les cas les plus rebelles, compresse constante et renouvelée toutes les deux heures avec :

```
1/2 litre eau
1/2 litre alcool à 90°
100 granules  A²
100    »      L⁵
100    »      G.
100    »      N.
2 cuillerées à café extrait lymphatique.
```

Obésité. — L'obésité résulte d'un trouble important de la nutrition générale ; les organes chargés de la digestion et de l'élimination sont faibles et paresseux (arthritisme). Cette faiblesse est souvent héréditaire, mais bien souvent aussi elle est produite par de longs manquements individuels aux règles de l'hygiène.

En effet l'obésité est due à un défaut d'équilibre entre les recettes et les dépenses de l'organisme. Le sujet mange trop et surtout absorbe des aliments trop consistants et trop irritants et ses organes finissent par être surmenés ; d'autre part, ce même sujet mène une vie trop sédentaire et ses muscles, dont le travail a pour résultat de brûler les graisses restent à peu près inactifs.

D'une façon générale le poids est représenté normalement en kilogrammes par le nombre de centimètres qui dépassent le mètre dans la mesure de la taille du sujet. Malgré l'erreur ordinaire qui voit dans l'obésité un signe de belle santé, un embonpoint exagéré traduit un déséquilibre organique menaçant. Le cœur alourdi par la graisse fonctionne mal et ce mauvais fonctionnement devient un véritable danger en cas de maladie aiguë. Il en est de même pour les reins, l'urine contient souvent du sucre première étape vers la diabète. La peau, est fréquemment le siège de démangeaisons, d'éruptions et de furoncles.

Le traitement de l'obésité est double : il comporte tout d'abord la restriction dans la consommation des corps gras : beurre, huile, sauces ; mais on devra également restreindre celle du sucre, des

féculents et même des viandes, car l'organisme a
le secret de produire de la graisse avec les aliments
qui ne rentrent pas dans la catégorie des corps gras.
On se souviendra aussi que l'alcool favorise l'en-
graissement. Il sera très important de transformer
la vie sédentaire de l'obèse en une vie plus active.
Le passage d'un genre d'existence à l'autre doit se
faire progressivement, comme toute modification
dans nos habitudes.

Le traitement médicamenteux, second article de
la thérapeutique de l'obésité comportera d'abord
la potion suivante, stimulante de la nutrition et de
la dépuration générale.

```
Eau 150 c.c.
1 granule L¹
1    »    O¹
1    »    F²
1    »    L³
1    »    L⁶
1    »    O³
1    »    O⁶
1    »    Art.
1    »    N.
1    »    A¹
1 goutte d'extrait organique.
```

Il sera important d'appliquer sur la région hépa-
tique pour exciter les fonctions du foie, une compresse imbibée de la solution suivante :

```
Eau 1 litre
100 granules A²
100    »    L⁵
100    »    O⁵
100    »    N.
100    »    F²
3 cuillerées à café d'extrait fébrifuge.
```

Oreille. — Douleurs. Suppositoires auriculaires le soir en se couchant; le matin, injection avec eau de fleurs de sureau (25 gr. fleurs pour un demi-litre d'eau) et une cuillerée à café extrait lymphatique. S'il y a menace d'abcès, il faut se contenter d'extrait lymphatique qui amènera rapidement la maturation et le dégagement. Aussitôt l'abcès ouvert, lavage d'oreille avec eau de fleurs de sureau et une cuillerée à café d'extrait organique.

Oreillons, autrement dit *Fièvre ourlienne*. — Maladie aiguë, très contagieuse, généralement sans gravité, épidémique.

La tuméfaction des parotides, des glandes salivaires en général, souvent même des testicules, de la glande mammaire et des ovaires, ne sont qu'une manifestation locale d'une invasion microbienne beaucoup plus généralisée qui indique une affinité plus spéciale, cependant, du microbe pour certaines régions glandulaires.

C'est surtout de 7 à 25 ans que sévit cette maladie. L'homme y paraît plus prédisposé que la femme. On est contagieux pendant l'évolution de la maladie et pendant la convalescence.

L'Académie de Médecine a fixé à quinze jours, pour les lycées, la période d'isolement, à partir du premier jour de convalescence.

La période d'incubation est, en moyenne, de quinze jours; cette période se caractérise par un malaise indéfinissable, un peu d'angine et une légère fièvre. Puis paraissent la douleur et la tuméfaction des parotides.

Les parotides sont généralement atteintes l'une après l'autre; il peut même arriver qu'une seule glande soit attaquée.

La bouche est excessivement sèche et l'on constate de la rougeur au niveau des molaires supérieures.

La température varie de 37°5 à 39°; après quatre à six jours les grands troubles disparaissent et la convalescence est rapide.

POTION
1 verre eau
10 granules L¹
10   »   O¹
10   »   F¹
10   »   N.
1   »   A¹
1 goutte extrait organique.

prendre 1 cuillerée à bouche toutes les heures.

Toutes les quatre heures, compresses en mentonnière, portant d'une oreille à l'autre.

1/2 litre eau
70 granules A²
70   »   Art.
70   »   O²
70   »   L²
70   »   N.
2 cuillerées à café extrait angioitique.

Si les testicules sont atteints, user de la compresse ci-dessus, également toutes les quatre heures.

Otite. — L'Otite peut être *externe :* elle intéresse alors seulement le conduit auditif dont l'affection la plus douloureuse et la plus fréquente est le *fu-roncle.* Le lecteur voudra bien se reporter à ce mot.

En dehors de ces cas l'otite est dite *moyenne* : l'affection est dans ce cas limitée à l'oreille moyenne et détermine alors des douleurs aussi violentes que le furoncle. Le médecin seul pourra, en examinant l'organe, décider s'il s'agit d'une otite *externe* qui intéresse le conduit ou bien une otite *moyenne* avec formation de pus dans les profondeurs de l'oreille.

En cas d'otite moyenne, on laisse tomber dans l'oreille III-IV gouttes d'extrait lymphatique et on y laisse un tampon imbibé du même extrait. Renouveler de six en six heures.

Panaris. — Dès les premières douleurs, vider un flacon d'extrait angioïtique dans un petit verre et y plonger le doigt un quart d'heure à vingt minutes à peu près, d'heure en heure, jusqu'à disparition totale de la souffrance et même de la sensibilité.

Si le panaris est bien déclaré et en voie de mûrir, employez des bains tièdes et prolongés, une heure à une heure et demie, avec :

$$
\begin{array}{lll}
\text{1 litre eau} & & \\
\text{100 granules} & & A^2 \\
\text{100} & \text{»} & O^2 \\
\text{100} & \text{»} & O^3 \\
\text{100} & \text{»} & O^5 \\
\text{100} & \text{»} & N. \\
\text{100} & \text{»} & L^5 \\
\end{array}
$$

2 cuillerées à café extrait lymphatique.

Après le bain, tenir des compresses avec la même préparation.

Le panaris étant ouvert, dégager le pus le mieux

possible, mettre le doigt un quart d'heure toutes les deux heures dans de l'extrait organique, puis continuer les compresses ci-dessus indiquées.

Phlébite. — Maladie inflammatoire des veines. Maladie qui est due, le plus souvent, à une infection des parois d'une ou de plusieurs veines. C'est ainsi que toute plaie infectée, tout foyer de suppuration au voisinage d'une veine peut être le point de départ d'une phlébite.

Il y a bien aussi des phlébites aseptiques, comme celles qui suivent une *contusion* de la veine, alors même qu'il n'y a pas de plaie.

Les troubles de circulation régionale sont très accentués. Fièvre légère, élévation de température du membre ou de la région atteinte, douleur à l'endroit où siège le point initial où se forme le caillot, douleur plus étendue par la suite et gagnant tout le membre. Il se produit de l'œdème, lisse, blanc et résistant au toucher. Si la veine est superficielle, on peut percevoir un cordon *dur et douloureux*. Le membre, naturellement, ne peut se mouvoir et le plus souvent cette impuissance d'action se continue de longs mois après, la guérison de l'état aigu.

Le principal danger étant la formation d'embolie, dont la marche amène les plus terribles complications, l'immobilité la plus complète s'impose et les mouvements doivent autant que faire se peut être évités dans les pansements.

Donner en potion, par cuillerée à bouche, d'heure en heure.

```
         1 verre eau
         1 granule L²
         1    »    O²
         1    »    O⁵
         1    »    F¹
         1    »    F²
         1    »    N.
         1    »    A²
         1 goutte extrait organique.
```

Toutes les quatre heures, compresse sur toute la région atteinte avec :

```
           1 litre eau
         100 granules A²
         100    »    L²
         100    »    L⁵
         100    »    O²
         100    »    O⁵
         100    »    N.
         2 cuillerées à café extrait angioitique.
```

Piqûres d'insectes. — Tout insecte peut être regardé comme dangereux, dès l'instant qu'il dépose sous le derme un élément étranger, soit que cet élément soit le produit de glandes qui lui sont propres (abeilles, frelons, etc.), soit que le germe toxique inoculé soit simplement véhiculé par lui, comme c'est le cas pour les diverses variétés de mouches, les moustiques, etc.

Il faut donc toujours se méfier de ces piqûres et les considérer comme pouvant être le point de départ de troubles plus graves.

S'il est possible, faire un peu saigner la région infectée et appliquer aussitôt de petites compresses imbibées d'extrait organique, qu'on peut renouveler toutes les heures, au début, et les garder pendant deux à quatre heures au moins.

Pleurésie. — C'est l'inflammation de la plèvre, membrane séreuse qui entoure le poumon et facilite les mouvements de la respiration. Cette maladie présente plusieurs physionomies différentes, mais on peut considérer deux formes principales suivant que l'inflammation se borne à la congestion ou à l'épaississement de la membrane (Pleurésie sèche) ou qu'il se produit un épanchement (pleurésie sérofibrineuse).

Un même début est commun à ces deux formes puisque toute pleurésie est sèche avant de comporter un épanchement. Cette maladie débute par un point de côté et par de la fièvre (cependant cette dernière peut manquer dans des cas exceptionnels) puis la toux s'établit avec une expectoration rare et muqueuse. Quand l'épanchement se produit, il peut s'élever à 1, 2 et même 3 litres : il entrave souvent, mais non toujours la respiration et quand la pleurésie est du côté gauche il apporte une gêne marquée aux mouvements du cœur. C'est une maladie grave qui nécessite l'intervention du médecin.

Donner intérieurement : 1º une potion.

```
Eau 1500 c.c.
10 granules  L¹
10      »    O¹
10      »    N.
10      »    Art.
10      »    F¹
10      »    F²
10      »    L²
10      »    L⁰
10      »    O²
10      »    O⁶
 1      »    A⁷
```
Par cuillerées à soupe d'heure en heure.

2º Dès le début de l'épanchement, appliquer un vésicatoire de 10 centimètres sur 10 centimètres et le laisser dix heures, vider l'ampoule en laissant intact l'épiderme ; poser un cataplasme de farine de lin, le laisser en place deux heures, le remplacer par un second laisser encore en place pendant deux heures, puis enfin un troisième laisser en place le même temps. Après ce dernier appliquer une compresse imbibée de la solution suivante et renouvelée toutes les trois heures.

<pre>
Eau 1 litre
100 granules A²
100   »   N.
100   »   L³
100   »   L⁵
100   »   O³
100   »   O⁵
</pre>
Ajouter 2 cuillerées à café d'extrait angioitique.

Pneumonie. — C'est l'inflammation aiguë du poumon dont la cause est un microbe spécial : *le pneumocoque*. Elle n'affecte qu'une portion du poumon en général un lobe, d'où le nom de pneumonie *lombaire*. Le plus généralement un seul poumon est atteint, mais il n'est pas rare d'observer la pneumonie double. L'inflammation du tissu pulmonaire a pour résultat de le rendre dense et compact, alors qu'à l'état normal il est spongieux et léger.

La pneumonie débute par un frisson intense qui s'accompagne d'une forte élévation de température et d'un point de côté violent. La toux s'établit alors et amène une expectoration spéciale contenant des globules du sang et de couleur rouillée.

L'évolution de la pneumonie dure une semaine en

moyenne c'est une maladie toujours sérieuse, spécialement chez les vieillards : l'auscultation permet de se rendre compte de la marche de l'affection et surtout de la vigueur du cœur qui doit être soigneusement maintenue.

Donner intérieurement : 1º Potion.

Eau 150 c.c.
10 granules L^2
10   » O^1
10   »   N.
10   » F^1
10   » F^2
10   » P^2
10   » P^1
10   » P^4
1   » A^1
3 gouttes d'extrait organique.
Par cuillerées à soupe toutes les heures.

En même temps faire un enveloppement de toute la poitrine au moyen d'une vaste compresse imbibée de la solution suivante :

Eau 1 litre
100 granules A^2
100   »   N.
100   » L^5
100   » L^2
100   » O^2
100   » O^3
100   » O^5
3 cuillerées à café d'extrait angioitique.

Il va s'en dire qu'une maladie aussi grave, devra être suivie par le médecin qui ajoutera au traitement pour tonifier le cœur s'il en est besoin une injection quotidienne hypodermique nº 1.

Rhumatisme.— On ne peut parler ici du rhumatisme articulaire aigu, qui demande des soins éclairés et variés en raison des complications possibles qui peuvent survenir d'un moment à l'autre. Nous parlerons donc plutôt de la constitution rhumatismale avec évolutions de douleurs voyageant d'un point sur un autre. C'est un état plutôt qu'une véritable maladie. La première des choses est d'amener le dégagement des urines et des principes qu'elles doivent entraîner, l'acide urique par exemple.

Pour ce faire, donner intérieurement :

```
1 verre eau Evian
1 à 3 granules L¹
1 à 3      »    L²
1 à 3      »    L⁶
1 à 3      »    O²
1 à 3      »    O⁶
1 à 3      »    N.
1 seul     »    A¹
```

toujours à prendre en dix à douze fois chaque jour. Matin et soir, massage doux avec pommade à l'extrait lymphatique sur points douloureux. Les grands bains d'eau de feuilles de noyer (250 gr.) et de feuilles de frêne (250 gr.), avec un flacon entier d'extrait lymphatique, prolongés de vingt à quarante-cinq minutes, font merveille.

Rhume. — Simple, sans fièvre, avec toux modérée, cédera vite à la potion suivante :

```
1 verre eau
3 granules L¹
3      »    N.
3      »    O¹
3      »    P¹
3      »    P²
3      »    P⁴
1      »    A¹
```

Si la **toux** est plus violente, il y a véritable bronchite avec respiration pénible et fièvre.

Donner, en attendant les soins du médecin :

```
1 verre eau
6 à 10 granules L¹
6 à 10    »    O¹
6 à 10    »    N.
6 à 10    »    P¹
6 à 10    »    P²
6 à 10    »    P⁴
6 à 10    »    F¹
1 seul    »    A¹
```

Une **cuillerée** à soupe toutes les heures.

En même temps, couvrir la poitrine de la compresse **suivante** :

```
1/2 litre eau
1/2 litre alcool à 90°
80 granules A²
80    »    L³
80    »    L⁵
80    »    N.
1 cuillerée à café extrait angioitique.
```

Rhume des foins. — Serait mieux dénommé *Asthme des foins.* — C'est un trouble d'origine bulbaire symptomatique d'une diathèse neuro-arthritique. **Dans** cette forme d'asthme, la toux et les éternuements répétés, les sécrétions nasales exagérées, larmoiement, douleurs frontales, gêne respiratoire **plus ou** moins accentuée, sont les troubles apparents sous la réaction des centres moteurs et sensitifs.

Cette attaque se produit plus particulièrement au **printemps** et semble être causée, ordinairement, par l'aspiration des pollens qui voltigent dans l'air, les parfums, les odeurs des fleurs, le soleil, le vent.

La crise passée, tout rentre dans l'ordre pour une année entière, même au point que bien souvent les froids les plus rigoureux n'amènent aucune réaction et ne causent aucun rhume.

Le point de départ des réflexes, causant ces troubles, se trouve généralement à la partie antérieure des muqueuses nasales, soit à la tête du cornet, soit au point où la muqueuse du lobule s'accole à celle de la cloison. On peut, du reste, provoquer les mêmes troubles par l'attouchement de l'un de ces points.

Pour triompher de cette disposition maladive si gênante et si récidiviste, il faudra nécessairement combattre la diathèse, cause première du trouble. Il s'agira là d'une médication prolongée, dix-huit mois ou deux ans, ce qui n'empêchera pas, naturellement, de traiter la crise.

La potion à prendre régulièrement, en dehors des crises, sera composée comme suit :

1 verre eau
1 granule $L^1 + L^2 + L^6 + Art. + O^1 + O^2 + O^6 + N. + F^2 + A^1$

prise en dix fois dans la journée.

Pendant les crises, le traitement est le suivant :
Toutes les deux à trois heures, il convient de faire des aspirations nasales d'extrait angioitique, alterné avec extrait organique.

Toutes les heures, on prendra une cuillerée à bouche de la préparation ci-dessous :

```
        1 verre eau
        3 granules  L¹
        3     »     O¹
        3     »     Art.
        3     »     N.
        3     »     L²
        3     »     L⁶
        3     »     O²
        3     »     O⁶
        3     »     P¹
        3     »     P²
        3     »     P⁴
        1     »     A¹
```

Roséole et Rougeole. — Frictionner tout le corps, matin et soir, avec pommade à l'extrait lymphatique (quatre à cinq minutes). Tenir l'appartement à 17°.

Donner intérieurement, d'heure en heure, une cuillerée à soupe de la préparation suivante :

```
        1 verre eau
     6 à 10 granules  L¹
     6 à 10    »      O¹
     6 à 10    »      F¹
     6 à 10    »      L²
     6 à 10    »      L⁶
     6 à 10    »      O²
     6 à 10    »      N.
     1 seul    »      A¹
     1 goutte extrait fébrifuge.
```

Scarlatine. — Fièvre éruptive, contagieuse, souvent épidémique, et immunisant généralement celui qu'elle a frappé. Ces caractères essentiels sont : l'*angine*, une *éruption cutanée* et la *desquamation*.

Bien que plus fréquente chez les enfants, cette maladie est de tout âge.

La période d'incubation semble être de quatre à cinq jours : elle peut être très courte, parfois plus longue, et de quelques heures aller à vingt jours.

Pendant cette période, le contaminé est sous le coup d'un malaise général indéfinissable. Son début est brusque et violent : fièvre, frissons, vomissements, mal de gorge, tels sont les caractères de ce début. Quelques heures suffisent pour permettre le développement complet de tous ces symptômes. La température est de 40°, le pouls bat 120, 140 et même 180 chez les jeunes enfants; la peau est sèche, brûlante; l'agitation est très marquée, il peut y avoir délire chez les adultes et convulsions chez les petits enfants. L'angine est souvent le seul trouble au début; volontiers, on serait tenté de diagnostiquer une simple angine aiguë ordinaire, mais bientôt les manifestations apparaissent sur la peau, sur les amygdales, le voile du palais, le pharynx. Il n'y a pas de toux, toux qui existe toujours dans la rougeole. L'éruption ne commence jamais par la face, mais par le cou, la poitrine, les aisselles, la ceinture, les aines; elle se généralise alors surtout aux plis de flexion des membres et c'est en dernier lieu que les pieds et les mains sont attaqués. Tout cela se produit, ordinairement, dans les quarante-huit heures, mais, dans certains cas, cette éruption peut se limiter et ne pas être aussi généralisée. On remarque sur la peau, plus ou moins rouge, une sorte de *pointillé fin*, rappelant un peu la chair de poule.

Cette éruption dure en moyenne de trois à cinq jours.

La desquamation peut commencer du cinquième au dixième jour; elle est d'autant plus accentuée que l'éruption a été plus intense et peut durer ordinairement de vingt à trente jours; on en a vu se prolonger soixante-dix jours.

Les rechutes sont possibles avant la guérison complète.

Un des troubles les plus fréquents dans la scarlatine est la présence de l'albumine dans les urines.

Un refroidissement, un écart de régime, viennent souvent, comme cause accidentelle, favoriser le développement de la néphrite.

Il arrive assez souvent que vers le décours de la maladie, le sang paraît en plus ou moins grande quantité dans les urines.

TRAITEMENT

Toutes les heures une cuilleréc à soupe de la préparation suivante :

```
1 verre eau
10 granules L¹
10    »     O¹
10    »     F¹
10    »     F²
10    »     N.
10    »     Art.
 1    »     L²
 1    »     L⁶
 1    »     O³
 1    »     O⁵
 1    »     A¹
1 goutte extrait organique.
```

Il sera bon de frictionner les reins, matin et soir, avec un peu de pommade à l'extrait fébrifuge.

Pour favoriser l'éruption, une friction avec pommade à l'extrait lymphatique sur les membres, le thorax, matin et soir, sera d'un excellent effet.

Malgré l'éruption ne pas craindre de couvrir tout le ventre d'une compresse, renouvelée toutes les six heures, avec la préparation suivante :

1 litre eau
100 granules A^2
100   »   L^2
100   »   F^2
100   »   O^5
100   »   N.
2 cuillerées à café extrait fébrifuge.

Pour combattre les troubles de gorge, faire gargariser (si possible) le malade avec un peu de la préparation suivante :

1 verre eau
20 granules A^1
20   »   L^5
20   »   N.
1 cuillerée à café extrait organique.

S'il s'agit d'un petit enfant, il vaudra mieux badigeonner la gorge à l'aide d'un tampon imbibé d'extrait organique.

Ces gargarismes ou ces badigeonnages doivent être répétés toutes les deux heures, tant que la gorge sera prise.

Il sera également bon de couvrir la gorge d'une compresse avec :

1/2 litre eau
60 granules A^2
60   »   L^2
60   »   L^3
60   »   Art.
60   »   N.
1 cuillerée à café extrait angioitique.

Entretenir les fonctions de l'intestin à l'aide du Laxatif Gobey qui se donne par cuillerée à café une à trois fois dans les vingt-quatre heures.

Sciatique. — S'il s'agit d'un ensemble de troubles dont l'élément, douleurs plus ou moins intensives sur les points les plus variés du nerf sciatique est le principal caractère.

Tantôt le nerf est pris dans toute son étendue, tantôt il ne s'agit que d'un point très localisé, ou bien les douleurs sont épouvantables, ou encore il existe un état douloureux sourd et continu.

Il y a parfois névralgie de tout le plexus ou groupement lombaire, plutôt que simple sciatique.

Cette névralgie, plus fréquente chez l'homme, sévit surtout de 30 à 40 ans et est causée par des accidents variés (froid, contusion, séjour dans l'humidité, compression par une tumeur du bassin, infection rhumatismale, paludique ou autre, une intoxication; elle est rarement essentielle, c'est-à-dire sans cause apparente.

La pression sur certains points bien déterminés et qu'il est bon de connaître, détermine la douleur plus intensive. Il en est ainsi au-dessus du sacrum, à l'articulation sacro-iliaque, au milieu de la crête iliaque au sommet de l'échancrure sciatique, au bord postérieur du grand trochanter, à la partie postérieure de la cuisse, au bord externe de la rotule, au-dessous de la tête du péroné, à la partie postéro-inférieure de la malléole externe.

Si l'on veut fléchir la cuisse sur le ventre en tenant la jambe allongée, on réveille la douleur; si, au contraire, ce mouvement est fait la jambe étant déjà fléchie sur la cuisse, la même douleur ne se produit plus. Il en est de même si l'on écarte du corps le membre inférieur en fléchissant ou sans fléchir la jambe sur la cuisse.

La sciatique double est assez fréquente dans le diabète; elle peut être également souvent un symptôme d'une lésion de la colonne vertébrale ou d'une affection du bassin.

Dès les premières manifestations douloureuses, des massages doux, huit à dix minutes, avec pommade à l'extrait lymphatique, sur tout le trajet du sciatique et surtout sur les points essentiels signalés ci dessus suffiront pour arrêter la marche de lanévralgie.

Si l'on se trouve en face d'un état déjà ancien et sourd, on finira par obtenir la guérison à l'aide de l'*Emplâtre poreux*.

Cet emplâtre, une fois placé, ne s'enlève plus, mais tombe de lui-même. Après deux ou trois jours, on peut en remettre un deuxième, un troisième.

S'il s'agit d'une crise aiguë, il faudra faire une série de vingt piqûres avec :

Injection sous-cutanée n° 3.

De plus, toutes les six heures, on mettra sur toute la région malade des compresses à **45 degrés** avec la préparation suivante :

800 cm³ d'eau
200 cm³ alcool à 90°
120 granules A²
120   »   N.
120   »   G.
120   »   L²
120   »   L⁵
2 cuillerées à café extrait lymphatique.

On continue ces compresses aussi longtemps qu'une douleur se fait sentir.

Pour prévenir un retour, il sera utile de faire les massages à la pommade à l'extrait lymphatique après la cessation des compresses et de continuer plusieurs mois.

Enfin, il faudra modifier sa nature et pour cela prendre la potion suivante :

```
1 verre eau
1 granule L¹
1    »    L⁶
1    »    O¹
1    »    O³
1    »    O⁶
1    »    G.
1    »    N.
1 goutte extrait fébrifuge.
```

Taches de rousseur. — Frictions de pommade à l'extrait lymphatique matin et soir. Lotions avec bain lacté balsamique. Toilette au savon à l'extrait lymphatique.

Torticolis. — Sous cette dénomination se retrouvent des troubles fonctionnels multiples, variés dans leurs causes et, par conséquent, susceptibles de traitements différents. Il est courant, en effet, de comprendre sous le nom de *torticolis* toutes les attitudes vicieuses de la tête et du cou.

Or, parmi ces attitudes, les unes sont d'origine *cutanée* ou *cicatricielle*, comme il arrive après des brûlures, par exemple. Chacun comprendra que dans ce cas, nous sommes sans action médicamenteuse : les autres sont d'origine *osseuse* ou *articulaire* et succèdent, par exemple, à des crises d'ostéo-arthrites des luxations, des fractures. Il s'agira donc là encore d'un état presque toujours irréparable ; enfin, il y a le torticolis d'origine *musculaire*. La tête, équilibrée par la juste compensation de muscles qui occupent toute la région du cou, peut se trouver déplacée dès que l'un ou l'autre de ces muscles cesse d'opposer une résistance normale à l'action des autres muscles. La paralysie (très rare) et la contracture, cause la plus ordinaire, sont les deux points de départ du trouble qui nous occupe. Si la contracture est passagère, nous nous trouvons en face du *torticolis* aigu ; si la contraction est permanente, il s'agit d'un torticolis établi et chronique, beaucoup plus difficile à vaincre.

Le torticolis aigu est souvent causé par le froid, par un effort, un mouvement brusque, une position mauvaise conservée assez longtemps. Une piqûre, une plaie, une adénite cervicale peuvent aussi entrer en cause.

Ordinairement le trouble se manifeste brusquement. Le matin, par exemple, en se levant, le malade sent une vive douleur dans le cou, les mouvements sont difficiles et pénibles, le toucher même est douloureux, la tête est penchée du côté malade, la face regardant légèrement à l'opposé, le tronc est immobilisé, on se tourne d'une seule pièce.

Si les deux muscles trapèzes sont pris, la contracture des muscles de la nuque porte la tête en arrière.

On aura vite raison de cette maladie, par l'usage de la compresse suivante :

800 cm³ d'eau
200 cm³ alcool à 90°
100 granules A²
100   »   G.
100   »   N.
100   »   L⁶
   2 cuillerées à café extrait lymphatique.

Renouveler les compresses toutes les deux heures si besoin.

S'il s'agissait d'un torticolis chronique, d'origine musculaire, le mieux serait d'établir un traitement par massage, avec pommade à l'extrait lymphatique.

Tuberculose pulmonaire. — 1º Potion.

3 granules L¹
3   »   O¹
3   »   N.
3   »   F²
1   »   L²
1   »   L⁵
1   »   A'
3   »   P¹
3   »   P²
3   »   P⁴
1 goutte extrait organique.

Par cuillerées à soupe d'heure en heure.

2º Appliquer chaque soir sur toute la poitrine une vaste compresse imbibée de la solution suivante :

Eau 1 litre
120 granules A²
120   »   N.
120   »   L²
120   »   L⁶
120   »   P¹
120   »   O²
120   »   O⁵
   2 cuillerées à café d'extrait angioitique.

3º Faire chaque jour une injection hypodermique nº 5 ;

4º En cas d'hémoptysie faire prendre de deux en deux minutes par cuillerées à café la mixture suivante :

> Eau 150 c.c.
> 1 granule A^1
> 1 goutte d'extrait angioïtique.

Remplacer dans la potion quotidienne l'extrait organique par l'extrait angioïtique tant que dure la tendance hémoptoïque.

Typhoïde.—Maladie trop grave pour être traitée sans le secours du médecin. On peut, cependant, user du traitement suivant :

POTION

> 1 verre eau
> 10 granules L^1
> 10   »   O^1
> 10   »   N.
> 10   »   F^1
> 10   »   F^2
> 10   »   L^6
> 10   »   O^6
> 1   »   A^1
> 3 gouttes extrait fébrifuge.

à donner par cuillerées à café, de demi-heure en demi-heure. Les bains sont avantageusement remplacés par les compresses suivantes, qui doivent couvrir tout le ventre et être renouvelées toutes les deux heures :

```
    1 litres eau
  120 granules  A²
  120     »   . F²
  120     »     L²
  120     »     L³
  120     »     L⁵
  120     »     N.
    2 cuillerées à café extrait fébrifuge.
```

Tous les jours, lavement à garder le plus long-temps possible et à donner tiède (30°-32°) :

```
  1/2 litre eau bouillie
   20 granules  O²
   20     »     O³
   20     »     O⁵
   20     »     L²
   20     »     F²
   20     »     N.
    1 cuillerée à café extrait organique.
```

Ulcères, *surtout variqueux.* — Repos complet pendant la durée du traitement, qui varie entre trois et cinq semaines. Traiter l'état général par la potion suivante :

```
    1 verre eau
    3 granules  L¹
    3     »      L⁴
    3     »      N.
    3     »      O¹⁰
    3     »      Art.
    1     »      A²
```

à prendre chaque jour en dix à douze fois.

Le matin, deux cuillerées à café de *Gadusine* avant le petit déjeuner. Compresse sur l'ulcère (la renouveler toutes les quatre heures) :

```
1 litre eau
60 granules A²
60    »    L²
60    »    L⁵
60    »    O²
60    »    O³
60    »    O⁵
60    »    N.
```

1 cuillerée à café extrait angioitique.

Il est souvent utile, pour activer la cicatrisation finale, de mettre directement sur la plaie de petits tampons d'extrait lymphatique pur et de les renouveler trois à quatre fois chaque jour.

Ulcère de l'estomac. — C'est une petite plaie formée à l'intérieur de l'estomac. Affection pouvant devenir extrêmement grave qui s'accompagne de vives douleurs au moment de l'ingestion des aliments et qui présente constamment le danger d'hémorragies, car l'ulcère en s'agrandissent peut attaquer un vaisseau important.

Si l'estomac ne peut supporter l'alimentation, faire prendre du lait caillé ou du képhir et donner la potion suivante par cuillerées à soupe toutes les heures :

Eau 150 c.c.
Extrait lymphatique 3 gouttes.

Appliquer sur la région gastrique une vaste compresse imbibée de la solution suivante et renouvelée toutes les quatre heures.

```
Eau 1 litré
100 granules A²
100    »    F²
100    »    N.
100    »    L⁵
100    »    O²
100    »    O⁵
```

2 cuillerées à café d'extrait lymphatique

Quand l'estomac est devenu plus tolérant, on peut donner du bouillon de légumes avec des farines variées : légumes cuits à deux eaux avec du beurre, compotes, etc. On remplacera alors la première potion par la potion suivante :

> Eau 150 c.c.
> 3 granules L¹
> 3   »   O¹
> 3   »   N.
> 1   »   F²
> 3   »   A¹
> 3   »   O⁷
> Et 1 goutte d'extrait lymphatique.

En cas de vomissement de sang (Hématémèse) ajouter à la potion une granule L5 et remplacer dans la potion et dans la solution pour la compresse l'extrait lymphatique par l'extrait angioitique dont on pourra forcer la dose.

Même après sa guérison, l'ulcère de l'estomac peut récidiver et le malade devra être longtemps surveillé par un médecin.

Urticaire. — Manifestation dermique consistant en petites élevures rosées, plus ou moins décolorées au centre, survenant presque instantanément et accompagnées de démangeaisons assez violentes ou de cuisson : le tout rappelant assez bien les malaises causés par les piqûres d'orties.

Dans les crises aiguës, on peut retrouver un peu de fièvre, des frissons, des douleurs de tête, des troubles digestifs; ces crises durent généralement peu.

Dans les crises chroniques, à poussées successives,

ce mauvais état peut souvent durer des mois et même des années avec récidives plus ou moins rapprochées. Le malade se sent dévoré par un prurit invincible, il est couvert de papules excoriées, de traces de grattage faites par les ongles.

Les nerfs vaso-moteurs, troublés par la présence d'éléments variés, ne réglementent plus normalement les fonctions du corps papillaire.

Comme causes, nous trouvons des substances irritantes (ortie, méduses), des parasites (poux, chenilles, punaises, puces), des aliments (mollusques, fraises, crustacées), certains médicaments (chloral, iode). Mais il faut surtout voir à la base de ces troubles un tempérament arthritique nerveux et ce sera de ce côté principalement qu'il faudra pousser la médication. Donc, sous la conduite du médecin, modifier la nature et, pendant les crises aiguës, se contenter de frictions sur le corps avec pommade à l'extrait lymphatique.

Dans les états très violents, une compresse abdominale sera d'un bon effet :

```
1/2 litre eau
 60 granules  F²
 60    »      A²
 60    »      L²
 60    »      N.
  1 cuillerée à café extrait composé.
```

Bien surveiller les fonctions intestinales et la composition des urines.

Varices. — Matin et soir, onctionner les jambes avec pommade à l'extrait angioitique. La potion suivante est d'un bon effet :

1 verre eau
1 granule L^3
1   »   L^5
1 . »   N.
1   »   A^2

Variole, autrement dit *Petite Vérole*. — Trouble infectieux, aigu, fébrile, contagieux, avec éruption vésico-pustuleuse sur la peau et sur les muqueuses, dont les cicatrices sont persistantes.

L'incubation peut durer de sept à quinze jours, avec période de courbature, de maux de tête, de vertiges plus ou moins accentués.

A cet état succède une période plus troublée, accompagnée de fièvre, de frissons, de douleurs dans la colonne vertébrale, de vomissements et de rash. C'est l'*invasion* : la température est de 40° à 40° 1/2 et 41°, le pouls dur, vibrant, bat de 140 à 160 chez l'enfant et de 100 à 120 chez les grandes personnes.

La douleur de la colonne vertébrale peut faire défaut chez les enfants et les vieillards, mais elle est régulière chez les adultes et s'accompagne d'une sorte de trouble sensitif des membres, qui peut aller depuis l'engourdissement simple jusqu'à la vraie paraplégie. Elle paraît le deuxième jour et se continue jusqu'à l'éruption.

La face est rouge, les yeux injectés, la peau ou sèche ou humide, ou souvent couverte de sueurs et ceci est d'un bon pronostic. Agitation, soif, insomnie, dyspnée, gorge et amygdales rouges, narines sèches, langue rouge à la pointe et aux bords, très chargée, tels sont d'autres troubles de la période d'invasion.

La constipation est habituelle; la diarrhée chez

l'adulte annonce un état grave, tandis que chez l'enfant elle est fréquente dans la forme bénigne. On trouve de l'albumine dans les urines. Il y a des saignements de nez ou des métrorragies. Les rash ou éruptions congestives ou hémorragiques de la peau sont passagers et sans rapport avec l'éruption vésiculo-pustuleuse; ils n'ont aucune valeur pour le pronostic, bien qu'importants au point de vue diagnostic. Il y a des rash hypérémiques et des rash hémorragiques.

Les premiers paraissent au deuxième jour, rarement le troisième, et durent un ou deux jours; ils sont très étendus et s'effacent sous la pression.

Les rash hémorragiques ne s'effacent pas à la pression et existent avec la variole hémorragique.

La durée de l'invasion est de trois jours entiers dans la variole bénigne.

L'éruption se produit sur la peau et sur les muqueuses et amène une détente : elle paraît le troisième et surtout le quatrième jour dans les formes peu graves; dès le deuxième, au plus tard le troisième, dans les formes graves. L'éruption cutanée débute par la face, autour des cavités (bouche, nez, yeux), puis monte au front et au cuir chevelu, gagne le cou, les membres supérieurs, ensuite les membres inférieurs, après avoir touché le tronc; les pieds et les mains sont attaqués en dernier lieu.

Tout est complet en trente-six heures et cela dure cinq jours.

Pendant la période de vésiculation, il y a gonflement des traits, des paupières, des lèvres, si bien que le malade est défiguré.

L'éruption se fait sur les muqueuses du nez, de la bouche, du pharynx, et du larynx en respectant la trachée et les bronches; paraît sur la vulve, le prépuce, la conjonctive.

La suppuration commence du huitième au neuvième jour avec retour de fièvre et de troubles généraux. La vésicule pleine de pus est devenue pustule. Après un ou deux jours, son centre se dessèche.

La suppuration dure de deux à cinq jours. A ce moment, il faut redoubler de vigilance, c'est l'heure des complications.

La suppuration est suivie de la dessication. Du dixième au vingtième jour, les croûtes commencent à tomber.

La maladie a une durée de trois semaines à un mois.

Dans les formes graves, les éléments éruptifs, au lieu d'être peu abondants et *discrets*, sont très multipliés, se touchent même au point de ne pas même laisser de place saine, *ils sont confluents*. Les troubles généraux sont alors plus accentués, on est en proie à une sorte d'état typhique avec délire. L'éruption n'amène pas de détente.

La variole est contagieuse pendant toute la durée, soit directement par contact, soit indirectement par le transport de l'infection dans les vêtements, les linges, le pus, les croûtes, le sang desséché.

L'agent de contagion reste virulent pendant des années.

Donc, il convient d'isoler très strictement le malade et cet isolement se continuera jusqu'à la chute de toutes les croûtes. Bien aérer la chambre du malade. Soutenir le malade par les boissons (lait, bouillon de légumes). Il convient d'entretenir une lumière très atténuée par des verres ou des rideaux rouges.

Toutes les demi-heures, pendant la période aiguë donner une cuillerée à café de la potion suivante :

$$
\begin{array}{lll}
1 & \text{verre eau} & \\
10 & \text{granules} & L^1 \\
10 & » & O^1 \\
10 & » & F^1 \\
10 & » & F^2 \\
10 & » & N. \\
10 & » & Art. \\
1 & » & L^3 \\
1 & » & L^6 \\
1 & » & O^2 \\
1 & » & O^6 \\
1 & » & A^4
\end{array}
$$

1 goutte extrait organique.

Plus tard, donner par cuillerée à bouche d'heure en heure.

Lavages fréquents de la bouche avec un peu de la préparation suivante (ne pas l'avaler) :

Toutes les quatre heures, couvrir de compresses la figure, le front et les yeux (température de la chambre) avec :

$$
\begin{array}{lll}
1 & \text{litre eau} & \\
100 & \text{granules} & A^3 \\
100 & » & L^2 \\
100 & » & L^5 \\
100 & » & Art. \\
100 & » & O^2 \\
100 & à & O^5 \\
100 & » & N.
\end{array}
$$

2 cuillerées à café extrait organique.

Sur les membres et sur le corps se contenter de

frictions à l'aide de petits tampons de coton hydrophile et pommade à l'extrait organique, jusqu'au moment où les croûtes tombent et à ce moment, avec pommade à l'extrait lymphatique.

Tous les jours, lavement tiède à 33º avec :

```
1 litre eau bouillie
15 granules A²
15      »      L³
15      »      F²
15      »      O²
15      »      N.
1 cuillerée à café extrait organique.
```

Le matin, donner une cuillerée à café de *Gadusine* dans un peu d'eau.

Vers 4 heures, redonner la même dose de *Gadusine*.

Vers 10 heures et vers 2 heures, donner un comprimé de **Kola-Marc** fondu dans un peu d'eau tiède.

Verrues. — Les frictions de pommade à l'extrait organique, les applications répétées d'extrait organique, les compresses avec :

```
1 verre eau
20 granules A¹
20      »      O⁵
20      »      L⁵
20      »      N.
1 cuillerée à café extrait organique.
```

en ont rapidement raison.

Vers. — L'étude des vermifuge 1 et vermifuge 2 des tablettes de santonine et jalap, celles de kousso et kamala, des suppositoires contre les oxyures, nous a donné les moyens suffisants pour combattre toutes les affections vermineuses. Dès que l'on a affaire à des troubles causés par les vers; il convient de donner V^1 et V^2 à la dose de 3 à 10 granules par jour dans un verre d'eau. Ces granules peuvent s'ajouter à ceux d'une potion suivie en vue d'un autre traitement.

Chez les jeunes enfants de 3 à 10 ans, nous croyons utile de donner chaque mois pendant huit jours les V^1 et V^2 dès que l'on soupçonne l'état vermineux.

Vertiges. — Proviennent le plus souvent de troubles de digestion. Donc, traiter l'estomac et ils seront vite maîtrisés.

Si la circulation en est cause, prendre :

```
1 verre eau
1 granule A¹
1     »    L³
1     »    L⁶
1     »    N.
```

en dix à douze fois chaque jour.

Vomissements. — Provenant de troubles d'estomac, ils doivent être traités par les médicaments appropriés à celui-ci et sur les conseils du médecin, cet état variant trop avec chaque personnalité pour être traité de façon générale.

Provenant de grossesse, le meilleur moyen de les combattre est de suivre le traitement suivant :

Intérieurement, potion :

1 verre eau
3 à 5 granules L¹
3 à 5   »   N.
3 à 5   »   F²
1 seul   »   A³

une cuillerée à soupe d'heure en heure.

Compresse couvrant le foie et l'estomac, la nuit surtout :

2/3 litre eau
1/3 litre alcool à 90°
70 granules A²
70   »   L⁵
70   »   F²
70   »   N.
1 cuillerée à café extrait lymphatique.

Éviter la constipation. Laxatif végétal. Laxatif Gobey. Pilules savonneuses.

Zona. — Trouble trophique nerveux caractérisé par une éruption aiguë, bulleuse, limitée, hémilatérale, de caractère toxi-infectieux.

Cette maladie revêt différentes modalités d'un intérêt pronostic suivant son siège et suivant l'âge du patient.

Le type classique est le zona thoracique.

Le malade se plaint d'une douleur névralgique dorso-intercostale et d'un malaise général. La douleur locale est généralement plus violente la nuit, et l'éruption ne tarde pas à se manifester en se limitant à la moitié du thorax sur une étendue de 10 à 20 centimètres. Ce sont des plaques rosées ou même plus foncées, arrondies et allongées transversalement, séparées par un peu de peau restée saine, légèrement saillantes. Les vésicules de couleur opaline, transparentes, de la grosseur d'une lentille ou d'une tête d'épingle sont par petits groupes de 5 à 15 au centre de chaque plaque rouge. Le contenu devient louche et trouble après cinq à six jours; il peut même contenir du sang. Vers le huitième jour, tout se flétrit pour faire place à des croûtes brunes.

A côté de cette forme, il y a le zona *occipito-cervical*, *cervico-brachial*, *brachio-pectoral*, *brachial*, *lumbo-inguinal*, *lumbo-fémural*, *génital*, etc.

Une forme plus sérieuse est le *zona ophtalmique* qui suit la branche supérieure du trijumeau, c'est-à-dire paupière, front au-dessus de l'orbite, bord du nez. Ses complications du côté des yeux peuvent être graves.

Zona des vieillards. — Brissaud nous le juge comme suit : « Le zona des vieillards est presque fatalement une affection des plus pénibles, et d'autant plus cruelle qu'on ne peut, en général, en prédire la durée. »

Donner la potion suivante :

```
1 verre eau
3 granules L²
3    »    L⁶
3    »    O¹
3    »    O²
3    »    O⁶
3    »    Art.
3    »    N.
1 goutte extrait organique.
```

Matin et soir, massage doux sur la colonne vertébrale avec pommade à l'extrait lymphatique.

Sur les plaques et la région douloureuse, compresse tiède (35°) renouvelée toutes les quatre
heures si la douleur est violente :

```
  1 litre eau
120 granules  A²
120     »     O²
120     »     O³
120     »     O⁵
120     »     Art.
120     »     N.
  2 cuillerées à café extrait angiolique.
```

Après la cessation des douleurs violentes, on peut
remplacer les compresses par des frictions à la pommade à l'extrait lymphatique.

TABLE DES MATIÈRES

Chapitre IV

Chapitre V

CONSIDÉRATIONS PRATIQUES SUR L'EMPLOI
DES MÉDICAMENTS

MAYENNE, IMPRIMERIE FLOCH — 7-1-1929